U0748206

黄金昶肿瘤专科二十年心得

◎黄金昶 著

中国中医药出版社
·北京·

图书在版编目（CIP）数据

黄金昶肿瘤专科二十年心得 / 黄金昶著. —北京：中国中医药出版社，2012.9（2025.8重印）

ISBN 978-7-5132-1049-2

Ⅰ.①黄… Ⅱ.①黄… Ⅲ.①肿瘤–诊疗 Ⅳ.①R73

中国版本图书馆CIP数据核字（2012）第151311号

中国中医药出版社出版

北京经济技术开发区科创十三街 31 号院二区 8 号楼
邮政编码 100176
传真 010-64405721
山东临沂新华印刷物流集团有限责任公司印刷

各地新华书店经销

开本 880×1230 1/32 印张 6.25 字数 142 千字
2012年9月第1版 2025年8月第11次印刷
书号 ISBN 978-7-5132-1049-2

定价 25.00元
网址 www.cptcm.com

服务热线 010-64405510
购书热线 010-89535836
维权打假 010-64405753

微信服务号 zgzyycbs
微商城网址 https://kdt.im/LIdUGr
官方微博 http://e.weibo.com/cptcm
天猫旗舰店网址 https://zgzyycbs.tmall.com

如有印装质量问题请与本社出版部联系（010-64405510）
版权专有 侵权必究

开启中医治疗肿瘤之门

九旬叟朱良春题

国医大师朱良春为本书题词

作者简介

黄金昶，男，汉族，1966年生于河北省泊头市，民盟盟员。中日友好医院主任医师、教授、博士生导师。

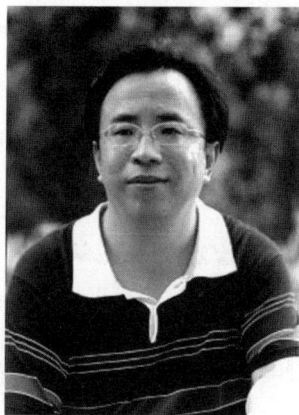

1998年获北京中医药大学中西医结合肿瘤内科学博士学位，2005年晋升为主任医师，2006年被聘为北京中医药大学教授、博士生导师。1995年8月至今在中日友好医院工作。目前担任中华中医药学会肿瘤专业委员会常委、外治专业委员会委员；中国医药技术国际发展委员会肿瘤专业委员会委员；世界中医药联合会新型给药协作组常委；国家发展

和改革委员会药品价格评审专家；中国科协决策层专家；国家自然科学基金评审专家。《中国临床医生》《中国临床康复》《中华中西医杂志》及《中国当代医药》等杂志常务编委、编委等职。

从事肿瘤医、教、研工作20余年，积累了数万例肿瘤病例，总结提出许多新观点、新思路，临床疗效显著。其学术特点体现在以下几方面：

1. 提出较为合理完善的中医肿瘤辨治体系：中医学内科、外科、儿科、妇科、皮科、骨科等各有自己的辨证体系，惟独中医肿瘤学没有自己的辨证体系。黄金昶教授根据临床提出了"肿瘤辨证要以阴证、阳证辨证为主"、"非脏腑肿瘤的辨证体会"、"应重视肿瘤的发生发展及治疗与运气学的关系"、"肿瘤常用治法个人见解"、"中医药抑瘤应重视温阳、活血、以毒攻毒、通利大小便等治法"、"补肾健脾治疗肉瘤"及"用中医阴阳理论看肿瘤部位与肿瘤病理关系"等具有开拓性新观点，形成了较为系统的肿瘤辨证体系。

2. 指出有关指南中某些治疗方案的不足、错误之处及可能的方向。此观点引起学术界共识。其在2009年12月9日黄金昶新浪博客上发表了"肺癌个体化治疗深度解读"，大胆提出"紫杉醇、诺维本治疗鳞癌，吉西他滨应该治疗腺癌"与当时NCCN指南相悖的观点，2012年的NCCN指南修订的结果与其观点不谋而合。

3. 临床极力强调与实施中医药消瘤抑瘤，提出中医药消瘤应重视"温阳"、"活血"、"以毒攻毒"、"通利大小便"的观点，得到学术界共鸣。治疗现代医学没有良效的肿瘤，如肝癌、胰腺癌、脑瘤、食管癌、骨及软组织肉瘤、腹膜癌、肺癌、膀胱癌等，临床疗效显著。黄金昶教授应用中医药治疗过的骨及软组织肉瘤患者很多，影响很大，患者遍及世界五大洲。其2002年在《中国医刊》提出瘤体液化是肿瘤取得疗效的表现，与2004年NCCN指南提出的肉瘤CT值降低是取得疗效的观点如出一辙，前者比后者早了2年多。

4. 发皇古义，推演新知。临床根据"诸病水液，澄澈清冷，皆属于寒"，从寒论治恶性积液（胸腹水、心包积液、脑积液）；大陷胸汤治疗不全肠梗阻；乌梅丸治疗胰腺癌；从运气学结合食管癌临床解释"三阳结谓之膈"；烧干蟾治疗肿瘤出血、合欢皮治疗肺癌空洞出血、艾灸升白细胞、肝俞脾俞刺血升高血小板、马钱子甘遂祛湿通络治疗经络肿瘤与淋巴瘤等等，不一而足，丰富了中医肿瘤学治疗内涵。

5. 辨证准、用药猛、取效捷。黄金昶教授临床采用阴阳辨证结合脏腑辨证、三焦辨证、经络辨证、运气学辨证后，患者的病情辨证暴露无遗。明确了辨证，用药迅猛，蟾皮、斑蝥、甘遂、大戟、芫花、马钱子等医生惧用的药物被他信手拈来，临床常见休克患者在1~2小时内病情稳定、昏迷转为清醒，痰涎壅盛、饮食不下、胸闷欲死的患者数小时到2天转危为安，挽救垂危生命于顷刻之间，传承中医治疗急症、重症的神奇。

其在中医肿瘤学取得的成就，在国内享有盛誉，多次被邀到国外讲学、学术交流、会诊。其成就被《健康报》《生命时报》《参考消息》《人民日报》《中国中医药报》《医师报》《家庭医生报》《北京晚报》等报道，在CCTV-4"中华医药"、BTV、宁夏卫视、雅虎、健康第一线等媒体宣传治疗肿瘤经验，深受好评。

黄金昶教授还非常重视科研工作，重点研究肺癌放疗增效、肝癌胰腺癌的中医药治疗问题，在"肺癌放疗增效"方面先后承担了5项国家自然科学基金课题，从基因的表达、基因的甲基化、基因表达谱、蛋白表达谱到基因的敲出鉴定等一直站在肺癌放疗增敏研究的最前沿，取得令人瞩目的成绩，获多项中华中医药学会及北京市科技进步奖。

黄金昶教授重视教学工作，到目前为止共培养硕士、博士生近20人，其中一人被评为副教授。重视传播肿瘤知识，主编、副主编著作11部，发表学术论文60余篇，SCI收录文章3篇；建立黄金昶新浪博客、黄金昶好大夫网站，在线近4年访问量接近200万，很好地建立了医患交流平台。

黄金昶博客：http://blog.sina.com.cn/huangjinchang666666

黄金昶好大夫网站：huangjinchang.haodf.com

前　言

　　《黄金昶肿瘤专科二十年心得》和《黄金昶中医肿瘤辨治十讲》是姊妹书。两本书的侧重点不同，《黄金昶中医肿瘤辨治十讲》重点讲的是中医药抑瘤辨治思路及方药新见解、新用途，是"面"。《黄金昶肿瘤专科二十年心得》具体谈的是肿瘤的辨证论治体会，是辨治思路在临床的具体体现，是"点"。该书为个人临床经验总结，每个病例真实可鉴，绝非纸上谈兵之作。

　　《黄金昶肿瘤专科二十年心得》分为肿瘤各论篇、合并症与并发症篇和化疗不良反应篇三部分，符合肿瘤临床实际。由于我特别强调中医药抑瘤消瘤，故"肿瘤各论篇"是本书的重点。本书的特点极为鲜明，主要表现在以下两个方面：

　　一是独特与创新。本书的独特之处是：在他书能找到的内容本书基本没录入，皆为自己在临床 20 余年的体会与创新（治疗局部损伤的溃疡油除外）。

　　创新之处既包括用中医辨证观念对现代医学治疗方案的深度解读，又有对肿瘤中医治疗深入挖掘探讨。

　　毋庸置疑，现代医学是目前肿瘤治疗的主力军，化疗和靶向治疗是肿瘤治疗的主要方法。由于新技术和手段的不断涌现，

NCCN 指南每年都有多次修订。如何尽早发现其错误与不足、如何在药物选择方面不盲从而有针对性，这就需要中医辨证的智慧。我在临床中体会到肿瘤部位有阴阳、化疗及靶向治疗药物有寒热燥湿之性，药物的寒热燥湿结合肿瘤部位的阴阳，可协助辨别现代治疗方案的优劣真伪，从而大大提高治疗疗效。在本书中大家可以读到肺癌的个体化治疗。我不仅从"病理类型"、"生物标志物"认识，还从"肿瘤原发部位"、"肿瘤转移部位"、"肿瘤分期"、"既往治疗方案"、"运气学"等 7 个方面选择治疗方案，是原汁原味的中医辨证推理认识。我曾在 2009 年 12 月 9 日"黄金昶新浪博客"上发表了"肺癌个体化治疗深度解读"，大胆提出"吉西他滨应该治疗腺癌，长春瑞滨、紫杉醇治疗鳞癌"，持与当时 NCCN 指南相反的观点。当时有人认为我"痴"、"呆"、"胆大妄为"，可 2 年后的 2012 年 NCCN 新版指南和我的观点不谋而合，事实胜于雄辩。同样结合胰腺癌的头与体尾症状不同，我提出应将胰腺癌头与体尾分开治疗的观点。结合"三阳结谓之膈"提出食管癌选药的建议。用中医辨证观念对现代医学治疗方案的深度解读是本书的一大特点，此为我们选择治疗药物提供重要依据。我们中医千万不能否认西医西药，现代医学之所以发展迅速是因为其及时汲取现代科学知识；中医也应该汲取现代科学、现代医学新知识武装自己、丰富自己，为我们所用，绝不能固步自封。同时我们对现代医学也不能过分盲从，要辨证地去认识，如此才能去伪存真。

书中还有许多个人新见解、新认识，如我发现"卫阳与白细胞相关"，用艾灸气海、关元、足三里等穴位升白细胞；血小板与肝脾有关，在脾俞、肝俞刺血拔罐升高血小板；治疗属寒的淡黄色胸腹水用热药 IL-2 治疗等等体现中西医结合特色的认识，不一而足。中医治疗肿瘤方面也有创新，如治疗肺癌选用金水六君煎加地龙补肾通络、治疗肝癌应该重视养肝血、治疗胰腺癌用乌梅丸温阳化湿、治疗食管癌清热宽胸化痰温阳、治疗骨肉瘤用六味地黄丸和阳和汤补肾散寒、肺癌空洞咯血用合欢皮、肿瘤便血用烧干蟾、肿瘤不全肠梗阻用大陷胸汤、乳腺癌上肢肿胀刺血拔罐治疗等等，极大丰富了新兴中医肿瘤学内容。

"独特与创新"是本书之魂。

二是全面与实用。大家认为这本书就区区十余万字，如何敢谈全面呢？我在这里说的全面不是人们常说的收集的资料全面，而是涉及中医辨治内容的全面。拿肺癌来说，中医部分不仅包括人们常写的病因病机、基本方、加减用药、典型病例等，书中还谈到辨证要点、个体化治疗、特殊用药、手足皲裂、皮肤红疹、放射性肺炎、化疗厌油腻、晚期肺癌患者咳痰无力等临床能见到的症状与体征，可谓面面俱到。辨证要点能细化到辨肿瘤在肺泡、肿瘤在气管壁、肿瘤在大血管周围，这些全是前人未谈到的知识或未认识到的知识。可以说肿瘤较常见的疑难问题在本书和《黄金昶中医肿瘤辨治十讲》能找到满意答案。

20 年来，我一直奋斗在肿瘤治疗的第一线，认真观察思考肿瘤治疗的每一个细节，而且绝不放过一个疑难问题，在临床攻克了一个又一个难题。如乌梅丸治疗胰腺癌认识过程、胸膜间皮瘤不同部位的不同用药、胶质瘤选药及用药比例思考、恶性积液从寒论治探索等，皆是在充满艰辛、坎坷道路上慢慢摸索出来的。

由于肿瘤的异质性和肿瘤患者的特殊性，治疗肿瘤并发症及 不良反应有时并非是一招一式就能取胜的，需要多管并举、多管齐下。大家从书中可以看到，我治疗合并症并发症及化疗不良反应至少有三板斧，不至于一招不行就落到束手无策的尴尬局面。从书中可以看出我不仅喜于用药，而且乐于艾灸、刺血拔罐。

可以说"实用"是该书之灵性所在。

面对人类大敌"肿瘤"，我们医者当以灭瘤活人济世为第一要义，权将自己 20 年临床所得贡献出来，供大家参考。同时也敬请诸位读者提出宝贵意见，以便再版时修订增补相关知识。

黄金昶

2012 年 6 月于寓所

内容提要

　　本书分为肿瘤各论篇、合并症与并发症篇和化疗不良反应篇三部分。全部为个人临床经验总结，绝非坐而论道之作。

　　创新与实用是本书的鲜明特点，贯穿该书的每一章节。用中医辨证观点对现代医学治疗方案的去伪存真深度解读、肿瘤中西医理论结合临床效验的探索，及对肿瘤中医治疗的新见解、新观点等都是该书的创新点，也是中医肿瘤学术的创新点，丰富了中医肿瘤学的内容。书中每一个知识点、每一个治疗手段都是临床验证有效、相对捷效的，治疗方法简单、易学易行；而且对临床诸多疑难问题，能在本书和《黄金昶中医肿瘤辨治十讲》中找到满意答案，实用是本书的另一个亮点。

　　本书主要读者对象为肿瘤科医生、中医临床医生、中医药院校学生、中医爱好者、肿瘤患者及其家属。

张 序

　　《易经》云："形而上为之道，形而下为之器。"作为一位肿瘤科工作者，尤其是一位有理想、有抱负的肿瘤科医生，不仅治病要有"术"，而且更要有"道"。"术"易得，而"道"难通，故现在许多医生掌握的是"术"，是肿瘤治疗的某一部分点滴经验，对肿瘤诊治没有产生宏观缜密的认识，就是没有悟出"道"。

　　20世纪"西学东渐"，还原论盛行，学科越分越细，人们只重局部不见整体，临床医生重西医略中医，此观念对中医的整体观念形成严重冲击，中医药大学学生开始怀疑中医的科学性，尤其是20世纪80年代后教材也不重视研读经典原文，部分节选文章断章取义，甚至把占《素问》1/3篇幅的被称为"中医理论之根源——运气学"忽略了，人们对中医的认识否定得多，肯定的少，实在是中医学界的悲哀。21世纪，系统论始盛，东学西渐，科学家开始重视人体是一复杂联系的整体，中医学渐兴。然此时中医学已非古时纯正中医学。

　　自《内经》之后少有医之道、多为医之术，少有"经"、偶有

"论"。研读中医必寻根，悟道必从根，根为《内经》、根为《易经》，纵观历代医学大家多悟道于《内经》与《易经》，但目前中医界研读《内经》、《易经》甚少，更别提能悟道了。学生黄金昶教授先循《伤寒杂病论》、后习《内经》，《内经》常备案头，临床读经，多有心得，如根据肠蕈、癥瘕的病因提出中医抑瘤消瘤应重视"温阳"、"破血"、"以毒攻毒"、"通利大小便"几大治法，此治法已被中医肿瘤界广泛认同。提出了肿瘤的阴阳辨证、三焦辨证、经络辨证等观点，弥补了目前大多数肿瘤医生脏腑辨证的不足。根据"诸病水液，澄澈清冷，皆属于寒"理论，结合恶性积液多为淡黄色透明的特点，主张治疗恶性积液用温热药物和方法，寒热辨证，摒弃了治疗水液疾患从肺、脾、肝、肾调治的繁琐辨证，简单实用。研读运气学七篇大论，临床观察了百例肺癌患者，对肺癌运气学进行了初步探讨，而且发展了运气禀赋学，拓展了生辰与性格的关系，可为人生职业规划提供参考。对"三阳结谓之膈"结合临床给予了比较合理的解释，从火燥水角度诊治食管癌。研读《易经》少阴图形，阐述导赤散用生地黄原因。如此不一而足。

黄金昶教授法于古而不泥于古，勤于学敏于思，在肿瘤治疗中提出了许多新观念、新方法，如将《伤寒杂病论》"六经欲解时"应用在肿瘤患者去世时间的推断，对乌梅丸治疗胰腺癌、脐疗治疗肿瘤及其并发症、刺血拔罐治疗肿瘤及不全肠梗阻、艾灸升白细胞、合欢皮治疗肺癌空洞出血等提出了自己独到见解，临床疗效显著。尤其是艾灸、刺络拔罐在肿瘤科广泛应用，填补了中医肿瘤界仅用中药、偶用针刺对部分肿瘤起效慢或无效的缺憾，明显提高了中医肿瘤治疗疗效，较大地丰富了中医肿瘤学内涵。

作为研究肿瘤二十余年的中西医结合肿瘤专业临床博士，黄金昶教授积极推进肿瘤的中西医结合治疗，他反对目前同时应用中药和西药就是中西医结合的普遍观点，认为中西医结合应该是从理论上融合，在临床实践中有效地结合才叫中西医结合，真正的中西医结合应该是既能提高肿瘤的诊疗水平，又能提高中西医相关专业知识的认知水平。他遍览肿瘤最新进展，用中医辨证看待西医的新方案、新理论，提出自己新见解。他将肿瘤化疗药物、靶向治疗药物寒热燥湿分类，临床选择合适人群疗效会大大提高；对肺癌的个体化治疗，不仅从细胞、分子标志物检测个体化治疗，还提出了从肿瘤原发灶部位、肿瘤转移部位、肿瘤分期、肿瘤的既往治疗、患者的运气学等七方面个体化治疗大胆提出自己认识，对临床有一定指导意义。提出卫阳与白细胞相通，用艾灸足三里、气海、关元穴升高白细胞；血小板与肝、脾关系密切，对脾俞、肝俞皮下结节刺血拔罐可迅速提升血小板等；用寒热理论很好地分析帕米磷酸二钠治疗乳腺癌骨转移有效率高、而肺癌骨转移有效率次之的理由，以及伊立替康剂量从上向下剂量越来越大的缘由。这些都应该是中西医结合研究的好的案例。黄金昶教授在临床中不仅悟出"道"，而且也丰富了许多降服肿瘤之术，实为肿瘤界的喜事。

我常常给学生们讲"大医精诚"，要想成为一位有威望的医生，一个良医，首先业务要精，业务不精等同杀人；同时心要诚，心存敬畏虔诚，对患者要做到"五心加微笑"服务（五心是指爱心、耐心、诚心、同情心、信心），千万不能把患者当成陌路人，只有把患者当亲人的医生才有可能成为业务精尖的大医。黄金昶博士按我的要求做了，平时查房哪怕是患者的些许变化都会细心观察，绝不放过一个疑难病例，否则很难总结出如此多行之有效的方法和验方。

黄金昶教授不仅临床业务有较高水准，科研能力也较强，先后承担了国家自然科学基金课题5项。他对我的放射增敏验方——扶正增效方的研究达到本专业国内领先水平，分别从数个基因、基因甲基化、基因芯片、蛋白芯片、基因敲除技术等研究扶正增效方在放射增敏中的作用机制，尤其是中药放射增敏作用靶点，为放射增敏西药研发和中医放射增敏机制研究提供了重要参考文献。

长江后浪推前浪，真是一代新人在成长，弹指间黄医生已从一位博士生早早晋升为教授、主任医师、博士生导师。晋升为正高后仍很勤奋喜学，笔耕不辍，每年都有数篇很有分量的论文发表，给我印象最深的是他主编的《恶性肿瘤中西医治疗精要》。该书一经面世即很受欢迎，不足半年就在马来西亚、日本书店上架。2年前他说正将临床心得撰写新书，近日送来书的初稿，读到文中发皇古义、推演新知之处，每每喜上眉梢，认定此书是肿瘤研究中非常重要的一部书籍，欣然为之序言！

张代钊

2012年3月于寓所

目录

CONTENTS

目录

目录
CONTENTS --

◎ 化疗不良反应篇

目录

肿瘤各论篇

第一章　肺癌诊治

一、对现代医学肺癌个体化治疗的认识

对于肺癌个体化治疗的部分权威指南，笔者一直持有不同的看法，认为指南也有诸多不正确或值得商榷之处！笔者不仅从病理、肿瘤分子标志物认识肺癌个体化治疗，而且还从肺癌原发灶病灶位置、肿瘤转移灶、肿瘤分期、既往治疗方案、运气学等7方面谈肺癌个体化治疗，丰富了其个体化治疗内容。

治疗肺癌的化疗方案主要是含铂的方案，含铂的方案主要是紫杉醇、多西他赛、吉西他滨、长春瑞滨、依立替康、依托泊苷、长春新碱、培美曲塞等，也有吉西他滨与紫杉醇的联合用药报道，这些药中有的药物可配合靶向药物厄洛替尼。这八九种药怎样组合才算合理（也就是疗效最好）是近年来研究的重点。针对目前研究现状，结合中医的辨证思维模式，笔者从以下几个方面重点来谈肺癌的个体化治疗，供同道参考。

在谈论个体化治疗之前，首先把上述药物寒热分类，以便下面的认识，寒药为紫杉醇、长春瑞滨、依托泊苷、索拉菲尼、舒尼替尼，热药有吉西他滨、依立替康、吉非替尼、厄洛替尼、培美曲塞。多西他赛、贝伐单抗目前还不能很好分类。对药物寒热分类主要是从4个方面认识。

一是根据部位（原发和转移部位）推测药物的寒热燥湿，EP方案治疗小细胞肺癌、精原细胞瘤，小细胞肺癌、精原细胞瘤属火，故EP方案偏寒；吉非替尼、厄洛替尼治疗肺腺癌、胰腺癌，肺腺癌、胰腺癌皆属寒湿，故吉非替尼、厄洛替尼是热药、燥药。

二是根据病理类型推测药物的寒热燥湿，鳞癌、小细胞癌于吸烟者多见，位近肺门属火者多，但小细胞癌与鳞癌又有区别，小细胞肺癌容易淋巴结转移、脑转移，说明其夹痰湿、夹风较多，为痰火风之证；容易出现胸水，也说明其湿邪较重。局限期小细胞肺癌中，EP是金方案、经典方案，多次应用EP方案后或广泛期小细胞肺癌，IP方案有优势，为什么？EP方案药物偏寒，多次应用后会使体质偏寒，已到广泛期说明阳气大虚，IP方案治疗其有效说明IP方案药性偏热。腺癌多为小的外周病灶，常见于不吸烟患者及女性患者，多属寒；容易出现胸水、淋巴结转移，出现胸水多为阳虚，淋巴结转移多见痰湿，故腺癌多寒湿；腺癌首选培美曲塞，培美曲塞是热药。

三是根据药物的不良反应来认识药物的寒热燥湿。认识药物的不良反应主要是避风险，但是否认识到可从不良反应中得出有益的内容？笔者认为可对药物的不良反应进行中医辨证，发现药物的寒热燥湿，对临床合理应用药物大有裨益。如紫杉醇会出现不同程度的关节肌肉疼痛，六淫中只有寒邪最容易导致疼痛，故紫杉醇是寒类药物；而且紫杉醇会引起白细胞减少、低血压、心动过缓、厌食、水肿等，亦属一派阴证，从这一点也可认识它是寒类药物。西妥昔单抗引起全身红色皮疹，是热类药。吉非替尼引起手足皲裂，是燥类药；伊立替康引起口干、手足干裂等，药性偏燥。为何？刘完素提出"诸涩枯涸，干劲皴揭，皆属于燥"。

四是根据骨髓抑制的各项指标来认识药物的寒热。中医学认为红系（血红蛋白、血小板）为阴，白系（白细胞）为阳，单纯引起白细胞降低者多为寒药，如紫杉醇；引起全血降低者多为热药，如吉西他滨，因为寒容易伤阳，热既伤阴又伤阳。

了解了上述药物的寒热燥湿，下面重点谈肺癌的个体化治疗。

（一）据病理类型选择

近年来把非小细胞肺癌主要分为鳞癌、腺癌，用药也就各有所主了。据 2009 版 NCCN 指南指出，NP、GP 方案对鳞癌效果好，紫杉醇加顺铂、贝伐单抗和培美曲塞加顺铂的方案对腺癌效果好，当时笔者就质疑为什么只有紫杉醇加顺铂、贝伐单抗才能对腺癌有效，其他药物不加贝伐单抗？ 2011 年 ASCO 又指出紫杉醇加顺铂、贝伐单抗对肺腺癌没有治疗优势，而且还说紫杉醇脂质体对鳞癌有效。既然紫杉醇脂质体对鳞癌有效，紫杉醇对鳞癌也必然有效。NP、GP、TP 方案都对鳞癌有效，到底哪个药对腺癌有效呢？ 2009 版指南谈到 GP 方案对鳞癌效果好，可 2011 年 ASCO 会后又指出 GP 方案适合肺非腺癌患者，这样就无所适从了。笔者认为，热药对腺癌有效，寒药对鳞癌小细胞癌有效，因为腺癌偏寒湿，鳞癌小细胞癌偏热，寒病用热药、热病用寒药是毋庸置疑的事情。这就很清楚了，吉西他滨、依立替康、吉非替尼、厄洛替尼、培美曲塞治疗腺癌好；紫杉醇、长春瑞滨、依托泊苷、舒尼替尼、索拉菲尼治疗鳞癌小细胞癌效果好。当然，小细胞癌化疗方案中加入少量热药、燥药，如吉西他滨、异环磷酰胺、吉非替尼、厄洛替尼等药效果会更好一些，缘由小细胞癌既有热又有湿，治热用寒药，治湿用热药、燥药。

2012 年初国内肺癌专家认识到，无论鳞癌还是腺癌，NP 方案对初次治疗者效果都比较满意，这是为什么呢？中医学认为"痈坚之下，必有伏阳"，即指肿瘤内有火，应该用 NP 方案去火，当然 TP 方案也会有效，可能效果会更好，笔者就有许多 TP 方案初次治疗肺癌有效的例子。但在这里要强调的是，TP 方案、NP 方案应用次数不应过多，需适时调整方案，否则病情会反弹。

（二）据生物标志物选择

最近发现，肺腺癌表皮生长因子受体（EGFR）突变率高，选用吉非替尼、厄洛替尼效果好。2009 年在第 13 届世界肺癌大会上，Tony Mok 等人报道了 IPASS 研究中 EGFR 突变对疗效的影响，在 19 和 21 外显子突变之中可能存在优势突变，19 号外显子突变可能对吉非替尼更有效。肺鳞癌胸苷酸合成酶（TS）表达水平高，目前研究出一种胰岛素相关蛋白治疗鳞癌效果好。ERCC1 表达水平越高，顺铂耐药性越强。RRM1 表达水平越高，吉西他滨敏感性越低，耐药性越强。BRCA1 的 mRNA 表达水平越高，紫杉醇或长春瑞滨敏感性越高，NSCLC 患者预后越差，对含铂方案化疗的反应越差。这些指标的检测对选择药物有重要意义。很有意思的是，BRCA1 和紫杉醇、长春瑞滨这两个寒药有关，而不是与紫杉醇（寒药）、吉西他滨（热药）或紫杉醇、依立替康（热药）有关，这个结果正支持笔者的观点。西妥昔单抗联合化疗能显著延长晚期非小细胞肺癌患者生存期，目前数据表明，西妥昔单抗联合化疗受益不受 KRARS 或 EGFR 突变的影响。部分人类肿瘤中 EGFR 的表达情况如表 1：

表 1　部分人类肿瘤中 EGFR 的表达

结肠癌	25%~77%
头颈部癌	95%~100%
胰腺癌	30%~89%
非小细胞肺癌	40%~80%
肾细胞癌	50%~90%
乳腺癌	14%~91%
卵巢癌	35%~70%
神经胶质瘤	40%~63%
膀胱癌	31%~48%

表1说明了什么？说明了中医的异病同源、异病同治，还说明头颈部、神经胶质瘤病机比较单一，而肠癌、乳腺癌、胰腺癌病机较复杂。K-ras 与 EGFR 突变不同时存在，吉非替尼、厄洛替尼与舒尼替尼治疗范围不一致，这个范围主要是讲中医寒热燥湿的范围不一样，目前西医没认识到这一点。

血管生成抑制剂也是肺癌主要靶向治疗药物，但血管生成抑制剂目前还没有特异性预测指标。有人认为，肿瘤血管生成有赖于循环的内皮细胞，即内皮细胞从血管壁脱落或内皮细胞从骨髓动员至外周循环分化为 aCECs，进而形成肿瘤血管。因此，根据内皮细胞来判断肿瘤新生血管和血管靶向治疗的疗效可能有重要意义。

（三）据原发灶病灶部位选择

笔者在《黄金昶中医肿瘤辨治十讲》谈过肿瘤部位与病理的相关性，目前有许多患者因为多种因素自始至终病理不明确。没有病理选择化疗方案，不论西医还是中医绝大多数是盲目的，自然疗效不会满意。事实上根据病变部位可以选择化疗方案或靶向治疗药物，原发灶位于肺门伴纵隔淋巴结转移的多为小细胞肺癌，选择 EP 方案，耐药后用 CPT-11/DDP 方案（EP 方案偏寒，耐药后选择偏热的 CPT-11/DDP 方案才会有效）；原发灶近肺门纵隔淋巴结不大者多为鳞癌，选择 TP、NP 方案；原发灶近外周伴纵隔淋巴结肿大者多为腺癌，选择治疗腺癌的 GP 方案及含培美曲塞的方案；肺散在结节影，纵隔淋巴结不大，多为肺泡癌，肺泡癌多为脾气大容易生气之人，中医辨证为气滞血瘀夹痰火，按鳞癌治疗效果要比腺癌效果好，绝对不能单纯把肺泡癌定为肺腺癌的一种类型而按腺癌治疗，但肺泡癌近胸膜者按腺癌治疗效果较好。在这里要说明的是，虽然鳞癌、腺癌同属非小细胞癌，与小细胞癌不同类，但是鳞癌与小细胞癌的主要病因为吸烟而且同为中心型肺癌，治疗上有许多相似之处，治疗鳞癌的药物治疗小细胞癌有效，治疗小细胞癌的药物治疗鳞癌也有效，如紫杉醇、多西他赛治疗小细胞癌效果就很好。这一点在传统医学就很容易解释，鳞癌、小细胞癌同为痰热，只是程度不同而已；腺癌就不同了，属寒湿；所以鳞癌与腺癌虽同一大属，但用药截然不同。鳞癌与小细胞癌虽不同属，但性质相同，所以用药有交叉。在日本有报道，伊立替康加顺铂方案治疗小细胞肺癌较 EP 方案有优势，但在欧洲未能得出相同结论，事实上 EP 耐药后用伊立替康加顺铂方案效果较好，而且病情偏晚用伊立替康加顺铂方案效果也较好，为何？EP方案偏寒，伊立替康加顺铂方案偏热，用 EP 方案后体质变寒、病情偏晚时体质偏寒，所以用伊立替康加顺铂方案效果会好一些。再如，SCLC 患者出现胸水、脑转移后用伊立替康加顺铂方案效果要比 EP 方案好一些。

培美曲塞加顺铂的方案治疗腺癌、胸膜间皮瘤效果好，为何？位近外周，偏寒湿，所以有效。如果经济条件差，用 GP、IP方案治疗胸膜间皮瘤也会有效。但在临床中发现胸膜间皮瘤病灶范围广泛，在纵隔也有病灶者用舒尼替尼、诺维本有效。

（四）据转移灶选择

在临床中发现，化疗对某些部位转移肿瘤有效，而对有的部位转移肿瘤无效，为什么？原因很简单，不同转移部位肿瘤性质不同，所以治疗效果不一致。一般而言，淋巴结转移为寒湿，脑转移为痰热夹风，肝转移为血虚，溶骨性转移灶为血瘀夹热，肾上腺转移为脏寒，胸膜、心包转移为阳虚，出现多处转移者多见阳虚、元气不足。所以在治疗出现转移的肿瘤时，不能只盯着原发灶，而且要兼顾转移灶，有时转移灶的部位和表现对选择化疗方案更有意义。在临床中发现吉非替尼治疗合并胸水、心包积液的肺癌有效，治疗肺腺癌脑转移有时有效，而对骨转移很少有效，用上面的理论不难解释。同样厄洛替尼治疗肺鳞癌患者有效率为27%，这27%的患者猜测主要是位近周围型肺鳞癌、出现胸水、心包积液、脑转移的。

（五）据分期选择

B2-07研究荟萃分析6671例患者得出的结果是，晚期非小细胞肺癌患者一线含健择方案显著降低疾病进展风险达14%，而一线含紫杉醇方案显著增加疾病进展风险达21%，这是一个分期与化疗药物有关的例子。肿瘤分期越晚，阳气越虚，越应选择热药，而不是寒药，紫杉醇为寒药，所以紫杉醇对晚期非小细胞肺癌效果不好，而且会促进疾病进展。吉西他滨是热药，热药对寒证自然疗效好。

为了更准确分期，必须了解肺癌容易转移部位，肺癌容易肺门纵隔淋巴结、胸膜、脑、骨、肝、肾上腺等转移，应进行的必要检查，有查体、血常规、血生化、肿瘤标志物（CEA、NSE、CY-211、CA153等）、胸片、胸部及上腹部CT、肺功能、脑MRI、骨扫描、纤维气管镜、纵隔镜、骨穿活检、胸腔或心包积液细胞学检查、PET-CT，肺上沟瘤者增加脊椎和胸腔入口处的MRI等。

（六）据既往治疗方案选择

国外曾观察应用吉非替尼后用吉西他滨、紫杉醇、泰索帝方案化疗，紫杉醇有效率最高，达27%。临床中会发现，应用吉非替尼耐药后再用紫杉醇、舒尼替尼有效，为什么？吉非替尼是大热药，应用一段时间后会把体质变热，这时再用紫杉醇、舒尼替尼这类寒药会有效，若选用吉西他滨、培美曲塞等热药效果就不会好。所以在明确化疗药的寒热后，同时观察前面所用药物，出现耐药后选择寒热相反的药物，自然还会有疗效，即使以前曾用过该药也会如此。

（七）据运气学结论选择

如临床实在辨别不清，可用运气学来帮助用药，根据出生时运气学结合发病时运气学得出影响发病的主要因素，来确定患者肺部病变是热还是寒湿，如此用药效果会好一些。

综上所述，化疗药物、靶向治疗药物的选择绝不是简单的病理就能决定的，要想提高疗效，必须从以上七个因素综合考虑。

据笔者的临床观察，寒药舒尼替尼、索拉菲尼、紫杉醇力量大于长春瑞滨、依托泊苷，热药培美曲塞优于其他化疗药物；厄洛替尼治疗范围广于吉非替尼，而且目前认为厄洛替尼的疗效不受EGFR突变影响。

此外，根据肺部转移灶形状和部位来协助判断来源。一般而言，肺部多发棉絮状病灶多为甲状腺转移；位近肺门的转移灶多来源于属火热的肿瘤，如乳腺癌、鼻咽癌；外带下野的转移灶可见于属阳虚的肿瘤，如肾癌、膀胱癌。

当然，肺癌的个体化治疗还面临诸多问题，如化疗是否都选顺铂、药物剂量目前是否合理、靶向与化疗如何联合、7个因素哪一个因素最重要及如何判断等。

在临床中还困惑如何判断化疗和靶向治疗疗效以决定下次治疗方案，笔者认为当原发瘤体缓慢增大、未出现新病灶，是抗癌力量不够、治疗方向正确，用同类之较强抗肿瘤药物；原发瘤体未增大，在同脏器出现新病灶，新病灶个数少者，不换方案，新病灶微创治疗，加强本脏器扶正或根据新病灶位置换部分药物；原发灶迅速增大，应换别类方案，要含有偏寒性抗癌药物；肿瘤广泛转移，必须极力扶正、应用靶向药物（根据上次方案定），保护元气，勿再攻伐。

在这里需要强调的是，目前西医知识并不是完全正确，但遗憾的是不知道哪些是错误的。那如何甄别正确与错误呢？用中医理论，中医可以帮助他们分析哪些是错误的，关键是意识和思维。

2011年ASCO肺癌最新进展指出，CP联合血管阻断剂未提高疗效；CP联合motesanib不能显著改善非鳞癌NSCLC患者OS；JMDEI研究回顾性分析表明，培美曲塞二线治疗晚期非鳞癌NSCLC显著优于多西他赛；抗血管药物或可削弱EGFR-TKI对EGFR突变者的疗效；进展期非鳞状细胞NSCLC口服血管生成抑制剂未延长OS期；培美曲塞联合厄洛替尼二线治疗可显著改善NSCLC患者的PFS和OS。

最新的NCCN非小细胞肺癌指南2012.V.2版指出，鳞癌选用西妥昔单抗/长春瑞滨/顺铂（2B类）；继续维持治疗中，非鳞癌和鳞癌额外增加了吉西他滨（2A类）；换药维持治疗中，非鳞癌不再推荐换用多西他赛，鳞癌换用多西他赛由3类改为2B类推荐。这与笔者以前反复强调的基本一致，也验证了中医辨证思路的科学性。

二、对中医学肺癌诊治的认识

对于肺癌的辨证，笔者有自己独立的想法。不敢自秘，公之于众，权当抛砖引玉。

（一）病因病机

肺癌非单纯肺气不足或肺脾两虚，而是脾、肺、肾三脏虚损，如此外邪乘虚而入，痰湿血瘀阻络，久而成积。肺、脾、肾虚是本，痰蕴、血瘀、络阻、癌毒是标。

（二）辨治要点

气短是脾肺不足的表现，气喘、咽咸、痰咸是肾虚的主症，气短用升陷汤加减补脾肺，痰咸用金水六君煎加减补脾肾，此为扶正之法，临床应以健脾补肺为主，或据年龄、症状加以补肾。病邪为痰瘀互结，痰为先，瘀为后，因为肺为贮痰之器，不论有痰无痰皆应祛除顽痰，痰消瘤易去，用海白百冬汤、礞石滚痰丸祛痰，或加温肺阳之品助化痰，有些患者大量排痰后瘤体缩小；血瘀阻络，血不行则为水，水继而化为痰，祛瘀不仅防生痰，而且化痰，用当归、地龙、水蛭等祛瘀利水。抗瘤用壁虎、烧干蟾等抗癌散结。治疗肺癌要扶正、祛痰、化瘀并举，此为正法。

在这里要强调的是，许多中医治疗肺癌不外益气养阴、化痰、抗癌，益气养阴之品不外是生脉散、麦门冬汤等，化痰不外浙贝母、瓜蒌、半夏等，抗癌不外白花蛇舌草、金荞麦、蜈蚣等药。无瘤者这些药有时勉强应付，一旦带瘤往往束手无策。著名中医郭锡武前辈说"肺病不外气结、痰与水"，一语道破机关。水结葶苈大枣泻肺汤、小青龙、苓桂剂可治，效果明显；然化痰临床总觉浙贝母、瓜蒌、半夏力量弱小，效果不明显，需用海浮石、青礞石、皂角刺、牵牛子、甘遂、芫花、大戟。同时还要看到瘤在肺泡者，多为血瘀痰阻，应予地龙、当归、甘遂等药活血通络，利水化痰；瘤在气管者，多为痰火阻肺，表现为肝火犯肺的症状，予黛蛤散、浙贝母、瓜蒌皮等药泻火化痰；瘤包绕血管者属寒痰，予附片、干姜、胆南星、皂角刺等温阳化痰散结之品。抗癌需出重拳，选用蟾皮、壁虎等品，非白花蛇舌草、金荞麦所能为。扶正用黄芪30g、党参15g力嫌不足，两者并用且黄芪需50g以上。殊不知脾胃为生痰之源，脾胃健可断痰根，肿瘤如无粮草供应，消亡指日可待。对于既往有慢性支气管炎患者，单纯补脾肺痰难消，如加补肾之熟地黄、当归则痰自消，此为补肾化痰之法。古人云："痰之本水也，源于肾，痰之动湿者，主于脾，痰之末饮也，贮于肺。"对于肺癌必须考虑脾虚、肾虚的问题。

（三）个体化治疗

目前现代医学谈个体化治疗，其实中医最强调个体化治疗，而且个体化治疗体现在辨证论治之中。

1. 据病理加减　一般而言，腺癌多为寒湿，应多用温阳化湿之品，如附片、干姜、薏米、桑白皮等。鳞癌、小细胞癌多为痰热阴虚，小细胞癌较鳞癌程度重一些，应予金荞麦、鱼腥草、瓜蒌、百合、麦冬等。肺泡癌用理气活血清热之品，如青皮、桔梗、枳壳、莪术、金荞麦等。

2. 据原发部位加减　如临床无病理或病理不详者，病灶在外周者按腺癌治疗，近肺门者按鳞癌、小细胞癌治疗，散在弥漫者按肺泡癌治疗。

3. 据转移灶加减　一般中医认为，转移就是正气虚，补正气即可。也有的认为是邪盛，加强祛邪才行，所以所有的中医攻关课题是用一种中成药抗肺癌所有转移，结果可信吗？换一个角度看，一个钳工能做瓦工、板工、电工等活吗？诚然不能，那么一种中成药能抗所有肺癌的转移吗？当然也不能，每个部位转移灶有其中医学特点，如脑转移为痰火风夹杂，应祛风化痰清热；胸膜转移出现胸水为阳虚水聚，应补阳祛水；肝转移为血虚，当补肝血；淋巴转移为痰湿流注，应加强化痰利湿；骨转移固然有肾虚，但存在明显的血瘀夹热，应祛瘀清热；心包转移出现心包积液，应温阳利水；多个脏器转移元气已大虚，应大补元气。

4. 据运气学加减　据生辰运气学可推断患者哪些方面虚弱，预先知道患者容易哪些脏器转移，提前用药可防微杜渐，可以很好地控制肿瘤。

5. 据治疗后出现转移部位加减　原发灶增大，没出现新的病灶，这时要考虑治疗大方向没错，只是抗肿瘤治疗力量的不足，要加大抗肿瘤的力量；原发灶增大，同时又出现新的病灶，这时要考虑抗肿瘤治疗不足，同时要考虑肺的正气不足，这时既要抗肿瘤又要扶助正气，扶正抗瘤并重，如此才能稳定瘤体。原发灶增大，同时多部位转移，而且转移很迅速，这时不仅仅是治疗不足的问题，还有可能是正气太虚，大补元气有可能控制肿瘤。

6. 据症状加减　肺癌患者可出现各式各样的症状，临床可根据各种症状加减，后面对肺癌疑难症状处理有专门论述。

（四）基本方药

生黄芪 50g，知母 20g，升麻 3g，煅海浮石（先下）50g，白英 20g，百合 30g，熟地黄 30g，当归 20g，陈皮 10g，清半夏 15g，茯苓 15g，胆南星 15g，地龙 15g，守宫 30g，焦山楂 30g，干姜 10g，细辛 3g，款冬花 12g。

据病理加减：鳞癌、小细胞癌加金荞麦 30g，冬凌草 30g，烧干蟾 10g；腺癌加龙葵 15g，附片（先下）10g，桂枝 10g，川椒目 10g，皂角刺 10g。

据症状加减：有病灶者加烧干蟾 10g；气短乏力者加党参 15g，配合灸气海、关元穴；痰少黏难咳者，查有无真菌感染，有用抗真菌药物，其他可用西药化痰如糜蛋白酶、沐舒坦、乙酰半胱氨酸，中药加青礞石（先下）30g、黄芩 15g 或控涎丹；喘甚，活动后加重，加生赭石（先下）30g、蛤蚧 3 对、山萸肉 30g、苏子 15g、沉香末（分冲）3g 或复方丹参丸；胸痛如锥刺，疼有定处，加乳香 10g、没药 10g，或局部刺血拔罐艾灸；痰中夹有血丝的加三七粉（分冲）3g、仙鹤草 30g、花蕊石 20g，或孔最穴注射血凝酶；发热为高热脉实者予安宫牛黄丸口服，低热者加地骨皮 15g、银柴胡 10g、青蒿 20g（后下）、牡丹皮 10g；肺内痒者加何首乌 30g、防风 30g；咽痒咳嗽者加车前子 30g、僵蚕 10g；便秘者加生白术 60g、酒大黄 6g；失眠加蝉蜕 10g、夜交藤 30g；卧则咳嗽加制酸药物如法莫替丁、雷尼替丁或煅瓦楞子 15g；干咳加败酱草 30g、附子（先下）10g；便秘加生白术 60g、酒大黄 6g。

据转移部位加减：胸膜转移见胸水加龙葵 20g、葶苈子 30g、桑白皮 15g、附片（先下）30g、红枣 10g，同时外敷治疗胸水中药膏（见恶性积液治疗部分）；心包转移多见于小细胞癌、腺癌转移，出现心包积液者加桂枝 15g、附片（先下）30g、甘草 10g，同时艾灸虚里、关元穴；脑转移加生赭石（先下）30g、川芎 40g、苍术 15g、泽泻 30g，配合药灸百会、关元穴；肝转移加白芍 30g、山萸肉 30g；骨转移加土鳖虫 6g、补骨脂 30g、菊花 15g；淋巴结转移加海藻 30g、蜈蚣 6 条；胸膜疼痛加复元活血汤；胸膜闷痛加控涎丹。

特殊用药：肺癌空洞咯血，可见于鳞癌病灶过大、中央坏死、贝伐单抗治疗后引起，这种出血一般止血药物很难控制，可用合欢皮 30g 水煎来止血。可能很多人难以理解，合欢皮是舒郁解毒药物，怎么可止血呢？人们认识药物多从教材中得到，许多药物很有效的功能在教材选用过程中被人为地漏掉了，非常可惜。古人云合欢皮有很好的祛痰和止血作用，肺痈（肺脓疡）恢复期常以单味合欢皮煎汤服，名黄昏汤，以作为肺痈后期修复的有效药物，肺结核空洞出血用之止血效果明显，同样治疗肺癌空洞出血也效如桴鼓。

手足皲裂：用吉非替尼、厄洛替尼治疗后会出现手足皲裂，用紫草15g、生地黄30g、玄参20g、白及10g、百合20g、桑叶10g，每日1剂，水煎外洗，效果不错。

红色皮疹：许多靶向治疗药物会引起皮疹，有的非常严重，部分长在面部影响美观，可用土茯苓、连翘、金银花、苦参、夏枯草、牡丹皮等药，水煎，用纱布蘸药，敷在病患处，每日可多次。

放射性肺炎：为肺癌、食管癌、乳腺癌放疗常见不良反应，目前现代医学对该病尚无良效，中药治疗效果较好。笔者的经验主要靠问诊，是否存在气短不足以吸、痰或咽部有咸味，有咸味用金水六君煎加减，气短不足以吸用升陷汤，两者皆有者用两方合方，效果不错，同时据症状调整用药。如极其顽固，常规用药无效时用金银花20g、紫菀12g、款冬花12g、虎杖15g、桔梗15g、瓜蒌12g、败酱草20g、鱼腥草20g、百部10g、杏仁10g、桑白皮12g、芦根12g、白茅根10g、桃仁10g、冬瓜仁10g、薏米12g、黄精10g、白及10g、海蛤粉15g、甘草6g、知母15g、黄柏12g、女贞子10g，每日1剂，咯血再加仙鹤草12g，水煎服，此乃唐山一去世名医治疗支气管扩张方。支气管扩张与放射性肺炎、肺纤维化有许多相似之处，故用它治疗放射性肺炎、肺纤维化效果满意，不妨用之。支气管扩张巩固方是黄芩10g、金银花20g、生地黄10g、元参12g、款冬花12g、葶苈子12g、虎杖15g、陈皮12g、半夏12g、白术12g、瓜蒌12g、杏仁10g、桑白皮12g、芦根12g、桃仁10g、冬瓜仁10g、黄精10g、海浮石12g、海蛤粉15g、女贞子10g、枸杞子10g、鱼腥草20g，打丸，每丸6g，每次1丸，每日2次。支气管扩张治疗方与巩固方为唐山市统计局齐保存局长赠方，在此代表广大患者致谢。

肺癌晚期卧床咳痰无力，痰多者，极易因肺部感染促进患者死亡，西医对这种情况往往束手无策，中医用生姜 10 片、红枣（掰开）10 枚，煎水代茶饮，多能很快祛除痰涎，概脾胃为生痰之源，生姜温胃化饮、红枣健脾，脾健饮化痰自消，药虽简单但取效甚捷，万万不可小视。也可用控涎丹治疗，往往 1 小时后痰液减少。

肿瘤患者化疗后厌油腻：部分肿瘤患者化疗后厌油腻，有的终生厌油腻，甚至不能闻炒菜味，见到油就恶心。厌油腻机理不明，尚无有效治疗药物，据笔者的多年临床观察，化疗时或厌油腻后口嚼生姜或汤药中加干姜、生姜可有效治疗厌油腻。

（五）其他疗法

部分肺癌患者在肺俞、定喘穴周围有结节，可刺血拔罐艾灸对肺癌瘤体消失有意义。可重灸中脘、气海、关元等穴位。

三、典型病例

案 1　原发性肺癌验案一

徐某，女，51 岁，北京人。

2002 年 7 月因左肺占位在北京某肿瘤医院手术，术后病理为肺泡癌，纵隔部分淋巴结转移，分期Ⅲ A，予 NP 方案化疗 4 个周期，半年后 CEA 增高，复查提示右肺门转移，予放疗 1 疗程。再次予化疗 4 个周期，方案为 TP 方案，2003 年 7 月开始服用益气养阴化痰抗癌中药，无非是生脉散、麦门冬汤加浙贝母、瓜蒌、半夏等，10 月又见右肺转移灶，予氩氦刀治疗后病灶消失，患者不愿化疗，辨证为肺肾两虚、痰瘀互结。用方如下：

生黄芪 50g、知母 20g、升麻 3g、煅海浮石（先下）50g、白英 20g、百合 30g、熟地黄 30g、当归 20g、陈皮 10g、附片（先下）10g、川芎40g、清半夏10g、地龙15g、守宫30g、焦山楂30g、干姜10g、细辛3g、砂仁15g。

CEA曾稳定10余天，但指标迅速上升，到北京某职工医院验证免费的国产多西他赛，化疗2个周期后出现脑多发转移，头痛呕吐，急予脑部病灶放疗，之后全脑放疗。放疗后患者身体极度虚弱，气短胸痛，心慌，头痛，无法继续化疗。

治疗辨证没错误，为什么无效，病情迅速发展？疾病发展有正虚邪实的问题，壁虎用了，30g足足有23~25条，在其他部位肿瘤治疗时效果很好，不应该是抗癌药物的问题。

化痰药的问题？王三虎教授的《抗癌进行时》指出应用海白百冬汤治疗肺癌效果好，然而没有肺部肿瘤消失的，多为门诊病例，中药书上认为海浮石是化顽痰，贝母、瓜蒌、半夏只是化痰，力量应比这些药强，同时笔者喜欢附子，应用附子不便应用半夏，可用海浮石代替半夏。这时期应用海白百冬汤治疗肺癌症状改善明显，生活质量明显提高。

笔者读了卢崇汉先生的《扶阳讲记》，谈及阳主阴从，以前喜欢用附片，但仅仅10g，最多不到20g。读此书后用了60g，患者脸红转为正常色，症状明显缓解，头亦不痛，3个月后全面复查，CEA降至正常，脑部肿瘤与前相仿，肺部肿瘤缩小。

反观该病例，是附片、海浮石、壁虎起了主要作用。最主要的是附片，阳气主功能，肺功能恢复了，气阴自然产生，正气恢复，再加上化痰抗癌有力，瘤体自然缩小。

该患者在2010年清明节前突发心肌梗死去世，患病后已经生存了7年余，脑转移6年。

案2 原发性肺癌验案二

邢某，男，62岁，秦皇岛人。

　　2004 年 8 月中旬行左肺中分化鳞癌切除术，手术切缘有病灶残留，予局灶处放疗 1 疗程，后化疗 4 个周期，为 TP 方案，2005 年 4 月复查胸部 CT 提示左肺门复见占位性病变，因患者为秦皇岛农村工人且性格倔强，坚持不再化疗，于 2005 年 5 月初经别人介绍找笔者诊治，就诊时患者喘咳、多汗、气短，痰咸。

　　用炙黄芪 50g、知母 20g、升麻 3g、煅海浮石（先下）50g、白英 20g、百合 30g、熟地黄 30g、当归 20g、山萸肉 30g、附片（先下）10g、胆南星 15g、地龙 15g、守宫 30g、焦山楂 30g、干姜 10g、细辛 3g、金荞麦 30g、冬凌草 30g、砂仁（后下）15g。

　　服药 8 个月，复查 CEA 升高至 17.82ng/ml，胸部 CT 与 4 月份胸部 CT 比较没明显变化。

　　恐其发展，在原方去焦山楂加烧干蟾 10g、焦神曲 30g，因经济原因患者未服其他任何药物，2006 年 8 月症状消失，2007 年 11 月 20 日复查肿瘤基本消失。之后每 3 个月检查肺门未见肿物，CEA 在正常范围内，患者健康生存，目前还在治疗中。已术后生存 7 年余。图 1 和图 2 为治疗前后 CT 比较。

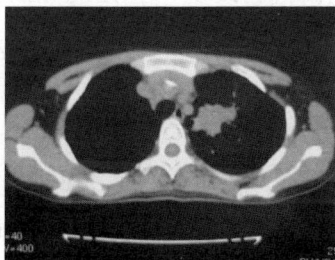

图 1　2004 年 4 月 8 日胸部 CT　　　图 2　2007 年 11 月 20 日胸部 CT

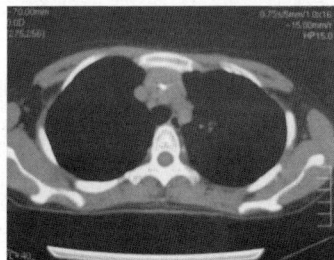

　　按语：这是一鳞癌一腺癌带瘤病例，其实中药治疗肺癌病灶缩小消失的远不止这 2 例患者，治疗肺部原始神经外胚层瘤效果也

很好。笔者深刻体会到中医改善症状容易，消瘤难。中医消瘤除辨证要准外，还要用药精当，大病大治才有疗效，大病小治无疑杯水车薪。

案3　纵隔神经内分泌癌验案

曲某，男，45岁，北京人。

2005年9月发现右侧锁骨上一黄豆粒大小肿物，质硬，活动度差，进一步行胸部CT示纵隔淋巴结肿大，经中药治疗后肿大的淋巴结较前明显缩小。2005年11月中旬因患上呼吸道感染，右侧锁骨上可触及多个肿大淋巴结，融合成片，质硬，活动度差，于12月5日在解放军某医院行超声引导下右侧锁骨上肿大淋巴结穿刺，活检病理（右侧锁骨上淋巴结穿刺）：纤维及淋巴组织中见有分化差的恶性肿瘤细胞，异形性明显，部分细胞胞浆空壳，部分细胞核仁大，核分裂缘易见，免疫组化肿瘤细胞：MelanA(+++)，S-100(+++)，HMB45(−)，CEA(−)，CK7(微　弱+)，CK20(−)，EMA(−)，PLAP(−)，CA117(−)，CA30(−)。考虑为转移性恶性黑色素瘤。12月6日PET检查示：右侧锁骨区域及右侧上纵隔多发恶性高代谢灶，余部位未见明显灶性高代谢改变。于12月16日行右侧锁骨上部淋巴结活检术，术后病理考虑为：大细胞神经内分泌癌淋巴结转移。12月23日胸部CT示：①右上纵隔肿物伴纵隔内多发淋巴结增大；②两上肺大疱。并于12月5日开始行锁骨上窝及纵隔肿物放疗，共33次，总剂量66GY，放疗后于2006年2月17日、3月15日、4月6日及5月11日共化疗4个周期，具体用药为泰素300mg，ivgtt，d1，卡铂500mg，ivgtt，d2，骨髓抑制Ⅳ°，消化道反应Ⅲ°，9月1日、9月30日行第5、6周期化疗，具体用药为力比泰1000mg，ivgtt d1、顺铂80mg，ivgtt，d1、70mg，ivgtt，d2，骨髓抑制Ⅳ°，消化道反应Ⅲ°。病灶未见缩小反而增大，于 2006 年 11 月 21 日就诊，见一般情况可，右胁下不适，咽干，时心悸，查：右锁骨上淋巴结肿大，约 2cm×1.8cm，质硬，活动度差，双耳肝区硬结，舌略暗，苔薄白，脉细关尺略滑，心肺腹（－）。

辨证为胸阳不足、痰热风阻胸中，予僵蚕 10g、蝉蜕 15g、浙贝母 15g、茯苓 30g、桂枝 15g、吴茱萸 10g、黄连 3g、清半夏 10g、生黄芪 30g、小白花蛇（单煎）1 条、壁虎 30g、瓜蒌皮 15g、薤白 10g、海藻 30g、莪术 6g、白芍 15g、干姜 15g、生姜 5片、菊花 15g，14 剂，水煎服，配合金龙胶囊、复方斑蝥胶囊。

2007 年 2 月 27 日二诊，右锁骨上小淋巴结消失，纵隔占位明显变小，咽部有痰，目胀，小便正常，大便不畅，查锁骨上淋巴结（－），舌暗红，苔白腻。

上方去茯苓、桂枝、生姜，加射干 10g、丹参 15g，其他药继服。

2007 年 5 月 22 日三诊，肿物继续缩小，眼部不适，咽部有痰，大便臭秽，舌尖红，苔厚腻，脉关上滑。

11 月 21 日方去茯苓、桂枝、生姜，加牛蒡子 10g、佩兰 15g，其他药继服。

2007 年 9 月 11 日再诊，近日火大，大便欠畅，舌红，苔黄厚，脉细。

用僵蚕 10g、蝉蜕 15g、浙贝母 15g、吴茱萸 10g、黄连 3g、清半夏 10g、生黄芪 30g、小白花蛇（单煎）1 条、壁虎 30g、瓜蒌皮 15g、薤白 10g、海藻 30g、莪术 6g、干姜 15g、藿香 15g、砂仁 10g(后下)、佩兰 15g、牛蒡子 10g、马齿苋 30g，其他药继服。

2008 年 1 月 8 日，肿物基本消失，皮疹，反复上火，胃部发胀，大便不畅，脉细，舌红，苔黄腻。

生大黄6g、赤小豆30g、生白术60g、僵蚕10g、蝉蜕15g、浙贝母15g、吴茱萸10g、黄连3g、清半夏10g、生黄芪30g、小白花蛇（单煎）1条、壁虎30g、瓜蒌皮15g、薤白10g、海藻30g、莪术6g、干姜15g、藿香15g、砂仁10g(后下)、佩兰15g，其他药继服。

2007年12月27日胸部CT报告：①纵隔内神经内分泌癌复查所见，与前片（2007-5-11）比较肿块稍缩小。②右肺上叶病灶与前片比较吸收好转。③左上肺大疱与前相仿。PET/CT报告纵隔肿瘤放化疗后右上纵隔轻度代谢增高，与2006-7-4PET结果对比观察，病变范围缩小，代谢程度显著降低，治疗有效。左颌下淋巴结轻度代谢增高，建议随诊。脑PET/CT检查未见明显异常征象。

2008年3月16日检查未见异常，目前已继续生存近7年，正在治疗中。

案4 外周性原始神经外胚层瘤胸膜转移验案

王某，男，39岁，内蒙古自治区人。

患者2006年出现右上腹间断性针刺样疼痛半年余，疼痛向右后背部放射，就诊于当地医院。行腹部CT示右侧后肋膈角处可见软组织肿块，推压下腔静脉，右侧胸腔积液，CA125 280U/ml，针刺活检为PNET，提示腹部小圆细胞恶性肿瘤。2006年10月17日在北京某医院行腹部肿物切除术，手术病理为小细胞恶性肿瘤，伴大片坏死，免疫组化符合原始神经外胚层瘤，CD99(+)，Vimentin(+)，NSE(–)，Syn(–)，MC(–)，Desmin(–)，S-100(–)，AE1/AE3(–)，CA125(–)，Ki-67 40%，2006年11月15日 至12月26日行手术部位调强放疗30次，具体剂量不详。2006年11月行腹部B超提示右肾上腺区低回声，2007年3年15日胸部增强CT提示右上肺后段胸膜下多发小结节，右肾上腺病变同前；2007年5月

17 日右肺上叶后段叶间胸膜增厚明显，胸膜下区见多发小结节影，较前增多，右侧水平裂见小结节。右膈顶心缘旁结节明显增大，大小为 3.2cm×2.0cm，肺内、胸膜下多发结节，转移可能性大。CA125 80.31U/ml，2007 年 6 月 12 日增强右肺结节较前略增多、增大，右肺门旁结节增大，右侧胸水较前明显增多，右膈顶软组织密度灶较前略增大，右肾上腺区术后改变同前。2006 年 6 月至 8 月交替应用 VDCA/IE 方案化疗 4 个周期，2007 年 9 月检查胸腔积液较前减少，双肺多发结节影较前缩小，2007 年 9 月至 11 月复用原方案化疗 3 个周期；2008 年 1 月 10 日行肺部肿物切除 + 纵隔肿物切除 + 右下肺叶切除术；2008 年 3 月 25 日就诊于门诊，时见：一般情况可，易感冒，口干，大便稀。查体：锁骨上淋巴结未触及肿大及压痛，舌暗红，苔薄，边有津液，脉滑小。

辨证：脾虚痰阻血瘀。方药为清半夏 10g、黄芩 10g、黄连 2g、干姜 20g、党参 15g、红枣 10g、壁虎 30g、蜈蚣 3g、山萸肉 30g、川芎 10g、莪术 10g、水蛭 10g、吴茱萸 3g、生黄芪 30g、山药 30g、海浮石 50g（先下）、白英 20g、百合 30g、焦山楂 30g，14 剂，水煎服，配合温阳化痰散结中药外敷、斑蝥蒸鸡蛋。

2008 年 5 月 13 日再诊，服上药后发热，加胆南星 15g、青礞石 30g（先下），14 剂，水煎服，其他药继服。2008 年 6 月 19 日行胸部 CT，提示右肺前段胸膜下可见圆形高密度影，直径 35mm，右肺胸膜下可见结节影，考虑为右肺癌术后，右肺前段转移癌。

2008 年 6 月 24 日三诊，手足心热，咳嗽，舌紫暗、苔薄，脉滑，根据胸部 CT 结果提示病情进展，仔细辨证考虑前药活血抗癌力量不足，在 2008 年 3 月 25 日方去吴茱萸，加青礞石 30g（先下）、旱莲草 30g，14 剂，水煎服；血府逐瘀口服液、大黄䗪虫丸、金龙胶囊口服，其他药继用。

2008 年 7 月 16 日四诊，手足心发热好转，口苦、眼眶发黑，近日牙痛，脉滑苔薄边有齿痕，有瘀象。

处方：青礞石 30g（先下）、炒黄芩 10g、酒大黄 6g、山萸肉 30g、清半夏 10g、黄连 2g、干姜 15g、党参 15g、生石膏 30g（先下）、山药 20g、海浮石 50g（先下）、白英 20g、百合 30g、胆南星 15g、陈皮 10g、茯苓 15g、生黄芪 50g、知母 20g、升麻 3g、桔梗 6g、烧干蟾 10g、壁虎 30g、水蛭 6g、焦山楂 30g，14 剂，水煎服，其他药继用。

2008 年 12 月 2 日五诊，关节疼痛不适，视物易疲劳，舌淡红，苔薄，脉小滑。2008 年 11 月 20 日在协和医院行胸部 CT 提示右肺胸膜下结节影消失，腹部 CT 右肾上腺病变同前。

上方去大黄、生石膏、桔梗，加木瓜 10g、当归 20g，14 剂，水煎服，其他药继用。

2009 年 2 月 20 日六诊，关节时痛，视物仍疲劳，口干，咽干，舌暗红，苔薄，脉滑。

2008 年 7 月 16 日方去石膏、桔梗，加柴胡 10g、珍珠母 30g（先下）；14 剂，水煎服，其他药继用，目前复查未见异常。至今已继续生存 5 年余。

按语：原始神经外胚层瘤（PNET）是一类罕见的、可能起源于神经嵴的小圆形恶性细胞瘤，可分为中枢性和外周性两类，外周性原始神经外胚层瘤（pPNET）发病部位分布广泛，以骨和软组织多见，手术和化疗是其主要治疗手段，预后多不佳。本例是发生于腹壁软组织的 pPNET，以间断性腹痛为主诉，行手术切除，术后病理提示腹部原始神经外胚层瘤，术后行放疗，随后发生肺转移、纵隔转移，右肾上腺区低回声，行化疗 7 个周期，病灶有所缩小，但很快出现转移，说明该肿瘤恶性程度高。

就诊于门诊时表现出脾气不足、肺肾阴虚、血瘀痰阻之象，处方以半夏泻心汤合四君子汤加祛痰化瘀、抗肿瘤药，在此方基础上加减服药 2 个月余后右肺部又出现转移灶，考虑患者血瘀较重、癌毒较盛，在前方基础上加强活血抗癌力量，并予血府逐瘀汤、大黄䗪虫丸活血破血，加金龙胶囊、华蟾素加大抗癌力度，加减变化服药 5 个月余，复查病灶消失，随访未见复发转移。

本例患者治疗中有两方面体会，一是目前中医肿瘤界认为活血药物会促进转移，主张慎用或不用活血药物，本例患者血瘀较重，不仅用了蟾皮、水蛭等破血药物，而且用血府逐瘀口服液、大黄䗪虫丸等活血药物，加强了活血力量，使病灶消失，说明在临床中只要见有血瘀就可坚持用活血药；二是在中药辨证论治的基础上加用了几味剧毒抗癌药物，剧毒药物目前应用者较少，事实上癌毒非泛泛之药所能及，必用大毒之剂才能攻坚，三味虎狼之药蟾皮、壁虎、斑蝥正是起到了以毒攻毒之效，笔者认为如在完全掌握如何避免和减缓其毒性的前提下，使用毒性药物还是比较安全的，值得进一步深入研究和认识这些药物。

案 5　放射性肺炎验案一

胡某，男，65 岁，北京人。

患肺鳞癌，曾于 2002 年 9 月在北京某肿瘤医院行手术、化疗放疗，放疗后 3 个月觉得头晕，气短，喘，痰多，2003 年春节前后出现工作时晕厥（阿斯综合征），经人介绍前来住院诊治，问其痰咸。

予金水六君煎合生脉散加减，予熟地黄 30g、当归 20g、砂仁 10g（后下）、清半夏 15g、陈皮 10g、茯苓 15g、生黄芪 50g、知母 20g、升麻 3g、浙贝母 15g、炙杷叶 15g、百合 30g、瓜蒌皮 18g、山萸肉 30g，7 剂后，诸症好转。

因其患阿斯综合征，患者慕笔者医院心血管某专家大名，遂请其会诊，改用升陷汤加减，患者 1 剂后即觉不舒，遂复改为前方，半个月后症状消失出院。

案 6　放射性肺炎验案二

李某，男，60 岁，北京人。

患肺腺癌，未行手术，2004 年 5 月在某部队医院放疗，放疗过程中因喘憋明显，不能继续放疗，要求中药治疗，问其无痰咸。

予升陷汤加减，药用清半夏 15g、生黄芪 50g、知母 20g、升麻 3g、浙贝母 15g、炙杷叶 15g、百合 30g、瓜蒌皮 18g、山萸肉 30g、花粉 20g、金银花 20g，14 天后喘憋气短症状消失。

案 7　放射性肺炎验案三

王某，女，63 岁，北京人。

主因子宫内膜间质肉瘤右肺多发转移，曾在北京某大医院予普通 X 线放疗，病灶增大遂到某部队医院予伽马刀治疗，伽马刀治疗后 1 个月出现明显喘憋，不能平卧，汗多食少，痰咸。

用抗生素、激素配合金水六君煎加减，7 天后无缓解之象，情急之中忽悟出肺癌放疗后放射性肺炎、肺纤维化为炎性渗出、纤维化，肺泡功能几近丧失，类同于支气管扩张，是否可用支气管扩张方治疗？

遂取唐山名医治疗支气管扩张方，原方原量，3 天后症状缓解，20 天后症状消失。

此为治疗支气管扩张方，药用金银花 20g、紫菀 12g、款冬花 12g、虎杖 15g、桔梗 15g、瓜蒌 12g、败酱草 20g、鱼腥草 20g、百部 10g、杏仁 10g、桑白皮 12g、芦根 12g、白茅根 10g、桃仁 10g、冬瓜仁 10g、薏米 12g、黄精 10g、白及 10g、海蛤粉 15g、甘草 6g、知母 15g、黄柏 12g、女贞子 10g，每日 1 剂，咯血再加仙鹤草 12g，水煎服。在束手无策时不妨试之。

案8　吉非替尼致手足皲裂验案

王某，女，65岁，北京人。

主因右肺中分化腺癌术后 1 年余，出现双肺及胸膜转移，口服吉非替尼 3 个月时，患者双手双足皲裂，指（趾）处明显，皲裂处偶见渗血，不敢接触碱性液体。

此为肺燥水亏，用紫草 15g、生地黄 30g、玄参 20g、白及 10g、百合 20g、桑叶 10g，每日 1 剂，水煎外洗，30 天后皲裂消失，皮肤完好如初，之后未再出现皲裂。

案9　厄洛替尼致头面部痤疮验案

林某，女，48岁，北京人。

主因左肺腺癌术后 3 年余，肺内出现结节影，CEA 为 110ng/ml，曾予培美曲塞化疗 4 个周期，效果不明显，遂改为口服厄洛替尼。口服 1 周后在面部、颈部、发内多发红疹，高出皮肤，色红略暗，大者不足 5mm，上偶见淡黄色脓点，边界清，触痛。

此乃血分湿热，予土茯苓 30g、连翘 10g、金银花 30g、苦参 10g、夏枯草 10g、牡丹皮 10g 等药，水煎，用纱布蘸药，敷在病患处，每日可多次。14 天后红疹明显消退，多数消失，皮色变得暗红，未出现新皮疹，之后一直口服厄洛替尼，间断外敷上药。至今 1 年余。

附：胸膜间皮瘤诊治

培美曲塞是目前治疗胸膜间皮瘤最有效的药物，但有效率还不到 50%。到底培美曲塞对哪些胸膜间皮瘤有效？笔者认为胸膜间皮瘤位在外周胸膜者效果好，而在纵隔部位见肿瘤者效果很差。

在纵隔部位有占位者可用培美曲塞加长春瑞滨，或单用长春瑞滨、EP 方案；同时观察到舒尼替尼对位近纵隔的胸膜间皮瘤有效，因为肿瘤位近纵隔偏热，故应用寒药舒尼替尼有效，且起效甚快，但应用时间不宜过长。培美曲塞既治疗肺腺癌又治疗胸膜间皮瘤，是因为肺腺癌位近外周且容易胸膜转移，性质与胸膜间皮瘤一样性质属寒。那么，性质偏热的吉西他滨、伊立替康治疗胸膜间皮瘤也应该有效。

其实中医药治疗胸膜间皮瘤效果较好，笔者认为强于培美曲塞加顺铂的化疗，曾接手许多培美曲塞化疗后的患者，中药不仅能迅速减少胸水，改善胸痛、胸闷，而且可抑制或缩小肿瘤，改善了胸膜间皮瘤患者的生活质量，延长了生存期。

胸膜间皮瘤的中医治疗口服药物按肺腺癌辨证，因为胸膜间皮瘤几乎皆有胸水，所以要加强温阳化水力量，重用附片、川椒目、龙葵、桂枝、干姜、桑白皮、葶苈子等。笔者曾经对着胸膜间皮瘤 CT 片持久地观看，思忖为何肿瘤沿着胸膜扩张，或向下腹膜扩张，为何不容易肺转移呢？有一天突然悟出，肺不转移是因为肺不太虚，而肺为贮痰之器，痰湿太盛被拥到胸部，被挤到肺的周围胸膜部位，湿邪下注，故而向腹膜浸润，明了了这些，治疗就容易了。对于胸膜间皮瘤引起的疼痛可加用复元活血汤，复元活血汤对于胸膜剧烈疼痛效果满意；胸部闷痛的可用控涎丹，效果不错。外用药物参考前述介绍的肿瘤外用药治疗恶性胸水部分。在这里要说明一下，现在许多药店、药房的附片是黑附片，不是真正大补元阳的附片，黑附片为经过盐水浸渍过的附子，既滋阴又补阳，补阳力量远逊于附片，治疗胸水时黑附片是不行的，要用附片。复元活血汤加减对原发性胸膜间皮瘤、胸膜翻转术后疼痛、胸膜转移瘤引起的疼痛都有很好的疗效，同时可以治疗患者术后术口疼痛不愈。

典型病例：

案 1

孙某，女，75岁，唐山人。

2004年5月23日就诊，就诊时已确诊胸膜间皮瘤半年，患者情况较差，胸痛甚，喘憋，少气懒言，食欲差，不能自己行走，脉细无力，苔薄舌淡。

予醋酸甲地孕酮促进食欲，外用药选肉桂末90g（单包）、麝香1g（单包）、川乌90g、草乌90g、海浮石120g、海藻120g、壁虎90g、山慈菇90g、蜈蚣30g、猫爪草90g、夏枯草120g、丝瓜络60g、川椒目60g、青皮90g、乳香90g，1剂，肉桂研细末，过筛，留极细末与麝香混匀备用；其余药煎2次，去渣，留汁浓缩成稠膏，如蜂蜜状（药汁可用微波炉去水分），药冷却后加肉桂、麝香，混匀，备用。每次取少许，涂在大块橡皮膏上，敷在外敷胸部，每日1次，每次4~24小时。同时口服化痰利水、益气温阳攻毒中药，药用生黄芪50g、知母20g、升麻3g、煅海浮石（先下）50g、白英20g、百合30g、陈皮10g、清半夏15g、茯苓15g、胆南星15g、地龙15g、守宫30g、白术10g、干姜10g、川椒目10g、附片（后下）10g、龙葵15g、桂枝10g、干姜10g、桑白皮15g、葶苈子10g，每日1剂，水煎服。

3个月后胸痛减轻，喘憋好转，食欲正常，体质恢复，不间断在此基础上调药。

2004年11月23日无喘憋，生活如常，检查胸部CT提示胸水基本吸收，肿物缩小。至今生存了近8年，除偶有胸痛，无其他症状，精神好，胸部CT示肿物不明显，胸膜增厚。

案2

赵某，女，62岁，北京人。

2011年11月6日就诊，患者患右胸膜间皮瘤Ⅰ期，不愿化疗，只求服中药，就诊时见：一般情况可，轻微胸痛，胸闷，偶咳，纳可，眠安，二便通畅，舌淡红，脉细。

予生黄芪50g、知母20g、升麻3g、煅海浮石（先下）50g、白英20g、百合30g、熟地黄30g、当归20g、附片（先下）10g、茯苓15g、胆南星15g、地龙15g、守宫30g、焦山楂30g、干姜10g、细辛3g、桑白皮15g、葶苈子30g、红枣10g。配合外用药肉桂末90g（单包）、麝香1g（单包）、川乌90g、草乌90g、海浮石120g、海藻120g、壁虎90g、山慈菇90g、蜈蚣30g、猫爪草90g、川椒目90g、青皮90g、乳香90g、龙葵120g，1剂，水煎外用于胸壁。结合金龙胶囊口服。

前后治疗2个月，在北京某三甲医院复查胸部CT，肿物完全消失。

案3

王某，女，45岁，北京人。

胸闷轻微咳嗽1年，因胸痛明显在某医院检查发现右胸膜病变，2010年9月9日全麻下行胸膜活检、胸膜固定术，送检胸膜组织病理：（右侧胸膜）纤维结缔组织中梭形及上皮样肿瘤细胞浸润，部分区域呈腺样结构，并见坏死，考虑为恶性间皮瘤。

期间住外康病房，咳嗽甚，予金水六君煎、海白百冬汤、黛蛤散加减，3天后咳嗽基本消失。

2010年9月17日始行培美曲塞联合顺铂方案化疗2个周期，2个周期后疗效评价为PD，胸部CT见图3。患者右胸痛甚，每日以泪洗面，诸止痛药无效，考虑病灶环胸膜，近纵隔有病灶，考虑有火，2010 年 11 月 11 日始口服舒尼替尼 50mg Qd，中午服药，下午 5 点疼痛明显缓解，1 个月后复查胸部 CT，见病灶较前明显缩小（图 4），疗效评价为 PR。

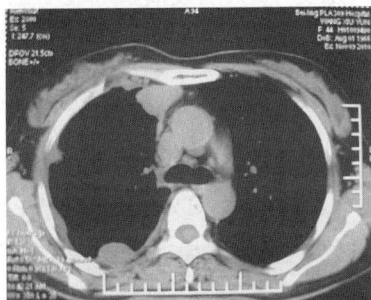

图 3　2010 年 11 月 9 日培美曲塞化疗 2 周期后服舒尼替尼前

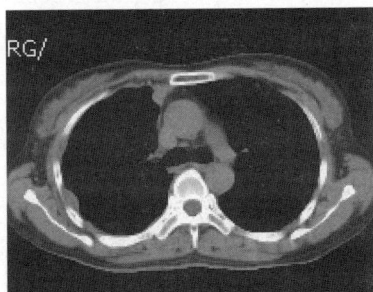

图 4　2010 年 12 月 8 日口服舒尼替尼一周期 28 天，病灶较前明显缩小

案 4

贺某，男，53 岁，秦皇岛人。

2010 年 6 月无明显诱因出现右侧背部疼痛，于秦皇岛市某中医院行胸部 CT 示：右侧大量胸腔积液。遂行胸腔穿刺，引出淡黄色液体约 1100ml。复查胸部 CT 示：右后胸壁可见肿物约 4cm×3cm 大小，胸膜多发小结节，少量胸腔积液。2010 年 8 月 9 日于天津某肿瘤医院行胸腔镜下胸膜活检、胸膜固定术，送检病理：考虑恶性间皮瘤。

2010 年 8 月始行以培美曲塞为主药的化疗 9 个周期，末次化疗时间为 2011 年 2 月。患者病情持续进展，疼痛进行性加重。2011 年 6 月 16 日就诊于笔者医院，就诊时患者疼痛明显，进食哽噎，胸闷喘憋，已口服盐酸羟考酮缓释片 280mg Q12h，并同时使用芬太尼透皮贴剂 4.2mg Q72h。查体可见患者右侧背部一大小约 6cm×6cm 肿物突出于体表，疼痛及压痛明显，伴皮温升高。

考虑病灶近纵隔处较大，遂于 2011 年 6 月 18 日始嘱患者口服舒尼替尼 37.5mg Qd。服药 5 天左右，患者右侧背部肿物明显缩小，疼痛及进食哽噎症状较前好转。服药 10 天后复查胸部 CT 见右肺不张较前恢复，病灶较前略有缩小（图 5，图 6）。服药 20 天后患者疼痛明显减轻，已将盐酸羟考酮减量至 160mg Q12h，停用芬太尼透皮贴剂。服药 1 个月后复查胸部 CT 见胸膜肿物较前缩小。

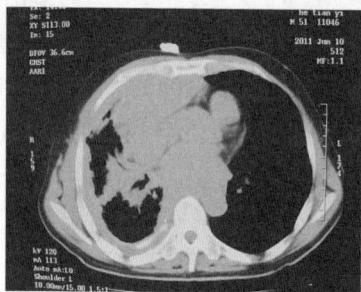

图 5　2011 年 6 月 10 日
口服舒尼替尼前

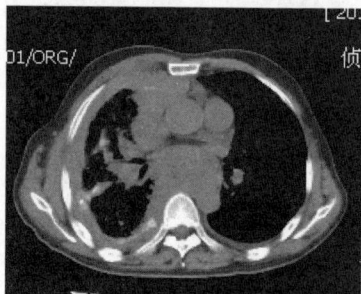

图 6　2011 年 6 月 27 日口
服舒尼替尼 10 天

按语：案 1、案 2 是中药治疗验案；案 3、案 4 是舒尼替尼验案，后两个验案是根据中医体质辨证结合药物的寒热而应用的，疗效之快令人咂舌。现代医学之所以发展迅速是其及时汲取了现代科学内容，中药也完全可以借鉴西药取得最大疗效，使患者受益。

第二章　乳腺癌诊治

一、对现代医学乳腺癌个体化治疗的认识

乳腺癌个体化治疗现代医学比较完善，结合笔者的认识主要分为3部分。

（一）据分期选择

各期乳腺癌治疗原则不同，根据淋巴结转移情况、脏器转移情况选用不同治疗方案。如淋巴结小于3个者可考虑选用紫杉类药物，仅有皮肤、骨转移者可考虑单用内分泌治疗等等。

为了更准确分期，必须了解乳腺癌容易转移部位，乳腺癌容易腋下、纵隔、颈旁、锁骨上下区淋巴结转移，肺、肝、骨、脑等转移。应进行的必要检查，有查体、血常规、血生化、肿瘤标志物、胸片、胸部及上腹部CT、骨扫描、骨穿活检、FDG PET-CT。MRI乳腺成像等。

（二）据免疫组化结果选择

可根据临床经常检测的免疫组化指标ER、PR、HER-2、TOP等选择内分泌药物、化疗药物及靶向治疗药物等。回顾性分析证实，HER-2阳性的患者采用蒽环类药物为基础的辅助化疗优于非蒽环类药物为基础的辅助化疗，而且多柔比星的剂量对HER-2阳性乳腺癌的治疗也可能很重要，说明HER-2强阳性者体质偏寒。

由于此部分需要很大篇幅论述，药物的选择请参考西医肿瘤学最新进展内容。

（三）据上次的治疗方案选择

前面反复强调化疗药物的寒热燥湿，临床可根据以前近期用过的治疗方案选择对应的治疗方案，疗效会较好。

二、对中医学乳腺癌诊治的认识

（一）辨治要点

乳腺癌相对于其他肿瘤，辨证要容易些，一般认为为肝郁化火、痰凝血瘀，治疗以解郁化痰、清热抗癌即可，用逍遥散加荔枝核、橘核、山慈菇、壁虎等药即可取得疗效。当然，极少数乳腺肿瘤为寒凝，当用阳和汤加减，效果也很好。

（二）个体化治疗

1.据阴证、阳证加减 乳腺癌的临床表现多为阳证，阴证、阳证的鉴别诊断请参考《黄金昶中医肿瘤辨治十讲》相关部分，不论哪种类型治疗皆应解郁化痰散结，区别在于是清热还是散寒，阳证清热解郁、阴证温散。

2.据转移灶加减 乳腺癌容易淋巴结、肺、肝与脑转移。淋巴转移为痰热流注，加强清化痰湿；肝转移为血虚当补肝血；肺转移为肺气阴不足、痰热胶结，应加强补肺之气阴、化痰清热；骨转移为血热夹寒凝，应散外寒清血热；脑转移为痰瘀上蒙，宜加祛风化痰降逆药物；多个脏器转移元气已大虚，应大补元气。

3.据症状加减 乳腺癌患者可出现各式各样症状，临床可根据各种症状加减，后面对乳腺癌疑难症状处理有专门论述。

（三）基本方药

当归 15g，白芍 15g，赤芍 15g，柴胡 5g，茯苓 20g，炒白术 15g，薄荷（后下）10g，蒲公英 20g，荔枝核 15g，橘核 15g，山慈菇 15g，红豆杉 6g，守宫 30g，生黄芪 30g，焦山楂 30g。

据症状加减：有肿物者加小白花蛇 1 条；胸痛者加乳香 10g、没药 10g、姜黄 10g；胸闷者加檀香 15g、丹参 15g；痰多者加青礞石 30g、炒黄芩 10；便秘者加酒大黄 10g、焦槟榔 30g。

据转移灶加减：淋巴结转移，加海藻 30g、猫爪草 30g、烧干蟾 5g；肝转移当归加至 30g、白芍加至 30g、山萸肉 30g；肺转移黄芪加至 50g、知母 20g、升麻 3g、海浮石（先下）50g、白英 20g、烧干蟾 5g；骨转移加土鳖虫 6g、补骨脂 30g、牡丹皮 15g；脑转移加僵蚕 10g、蜈蚣 6 条、全蝎 6g、大黄 10g、生赭石 60g、白蒺藜 15g、川芎 40g；皮肤转移加蟾皮 10g、复方木鸡合剂等。

特殊用药：乳腺癌放疗后术口久久不能愈合：乳腺癌术后常常放疗，但容易造成刀口缝合处出现溃疡，此时可用下方处理：炙黄芪 30g、当归 20g、党参 15g、金银花 20g、连翘 10g、白及 10g，每日 1 剂，水煎服。

类更年期综合征：乳腺癌手术后，或（和）卵巢癌切除后、内分泌治疗后，容易出现潮热、阵发性汗出，此时应在原处方基础上加旱莲草 30g、浮小麦 50g，可明显减轻相关症状。

乳腺癌术后上肢肿胀：乳腺癌术后上肢肿胀是乳腺癌最常见症状，目前国内外无良策。笔者在颈肩、上肢相关部位找结节，通过对结节刺血拔罐艾灸，同时配合由远端向近端刮痧、外敷中药（注意短期内不能用患肢提重物），取得显著疗效，可使患肢肿胀消失，生活正常。

胸水：乳腺癌胸膜转移可出现胸水，按照胸水治疗，参考有关章节。

放射性肺炎：有部分患者在放疗时可出现放射性肺炎，参考肺癌部分相关章节，按放射性肺炎处理。

肿瘤破溃：乳腺癌肿瘤破溃，化、放疗很难处理，可用中药治疗。壁虎6条，蜈蚣4条，蝎尾10条，青黛6g，百草霜、硇砂、白芷、血竭、硼砂各9g，捣烂，研末，每次6g，每日2次，外敷癌肿，可使癌块缩小。复方木鸡合剂对乳腺癌皮肤转移效果较好。

（四）HER-2强阳性与中药

HER-2强阳性是乳腺癌预后不良的主要指标之一，现代医学主要用赫塞汀、拉帕替尼等治疗，有一定疗效。这里须提出的是，中药对HER-2阳性患者，也有较好疗效，笔者临床见到HER-2强阳性患者，经常加强抗肿瘤力量，如加壁虎、小白花蛇、蟾皮、红豆杉，中药治疗后5年很少出现复发转移。必须高度重视中医药治疗乳腺癌疗效。

三、典型病例

案1　晚期乳腺癌双肺转移验案

郭某，女，50岁，北京人。

1998年7月行左乳腺浸润性癌根治术，淋巴结转移7/20，ER(−)、PR(+)、HER-2(+)，系统放、化疗，内分泌治疗后，3年后转移至双肺纵隔淋巴结，予CET方案化疗2个周期，肿瘤略有缩小，但化疗反应较重，患者拒绝再次化疗，坚持服用中药，时偶有潮热、咳嗽，舌暗红，寸脉浮滑。

辨证为肝脾两虚、痰热蕴肺。予当归15g，白芍15g，赤芍15g，柴胡5g，茯苓20g，炒白术15g，薄荷(后下)10g，蒲公英

20g，荔枝核 15g，旱莲草 30g，山慈菇 15g，守宫 30g，小白花蛇（单煎）1 条，焦山楂 30g，煅海浮石 50g，白英 20g，百合 30g，每日 1 剂，水煎服。

半年后淋巴结转移消失，肺部转移灶明显缩小，仅剩下 1 个小瘤体，约 1cm 大小，2010 年 3 月肺部肿瘤完全消失，目前偶服中药，未出现转移，已继续生存 13 年余。

案 2 晚期乳腺癌肝肺转移验案

甄某，女，42 岁，山东威海人。

2003 年 6 月就诊，时见乳腺癌术后肺转移、肝转移，肺转移灶手术切除，肝为多发转移灶，无法手术切除，免疫组化 ER(+)、PR(−)、HER-2（+++），找笔者服用中药。时身体极度虚弱，需有人扶，多梦，懒言，舌暗淡，脉细数。

予当归 30g，白芍 30g，赤芍 15g，柴胡 5g，茯苓 20g，炒白术 15g，薄荷（后下）10g，蒲公英 20g，荔枝核 15g，山慈菇 15g，守宫 30g，小白花蛇（单煎）1 条 鸡内金 30g，煅海浮石 50g，白英 20g，百合 30g，炙黄芪 30g，每日 1 剂，水煎服，配合金龙胶囊、复方斑蝥胶囊口服。

2 个月后自己从外地来京诊治，6 个月后肝转移灶消失，至今追访健在。

案 3 乳腺癌皮肤转移验案

乳腺癌皮肤转移治疗方法不多，且效果不满意，曾在济南肿瘤医院用复方木鸡合剂治愈 1 例乳腺癌左上肢大面积皮肤转移老年患者，约治疗 2 个月后皮肤转移灶完全消失，惜未留下原始资料。

案 4 逍遥散加减治疗赫塞汀引起发热验案

刘某，女性，44 岁，河北省保定人。

主因"左乳癌术后 13 个月，发现肝占位 13 个月"于 2008 年 1 月 6 日收入院。术后病理示：左乳浸润性导管癌，ER（－），PR（＋），HER-2（＋＋＋），左腋窝淋巴结清扫不详，术后恢复良好。患者于 2008 年 1 月 8 日在行化疗，具体用药：长春瑞滨 40mg d1、8，卡培他滨 1000mg Bid d1~14，赫赛汀 440mg d1。患者化疗第一天静脉点滴赫赛汀 5 分钟时出现自觉全身发冷，身热，无汗，测体温 38.5℃，考虑为使用赫赛汀后的不良反应，予复方氨林巴比妥 2ml 肌内注射后，体温未见下降，仍全身发冷，2 小时后又予吲哚美辛栓 1/2 粒 (50mg) 纳肛，体温仍未见下降。后予物理降温后体温略有下降。次日上午查房，患者仍发热，体温 38.0℃，诉自觉发冷，身热无汗，面红，头晕，肝区胀痛，饮食尚可，睡眠欠佳，时梦，二便正常。舌质偏淡，舌尖红，左脉细滑，右脉弦。

辨证为肝郁血虚而致内热，治以养血疏肝、解郁。药用：柴胡 15g、白芍 15g、当归 15g、炒白术 15g、茯苓 15g、薄荷 10g、生姜 5g、甘草 6g、黄芩 10g、郁金 10g。

患者服药 1 剂后，体温降至正常，坚持服药 3 剂未见发热。之后应用赫赛汀复又出现发热 2 次，口服逍遥丸旋即热退，发热时间较前缩短。

应用逍遥散加减治愈内伤发热 5 例。认为逍遥散为主方治疗内伤发热应具备以下两个因素：一是主证血虚，可见头晕，心悸，多梦或睡而不实，舌质多淡；二是兼有郁证，或胁肋胀满，或发热，劳则加重，脉弦，或弦细。只要具备这两个病机特点，不论何种疾病引起的发热，大胆用之，大多迅速取效。

案 5　乳腺癌术后上肢肿胀验案一

彭某，女，50 岁，四川省广元人。

为乳腺癌术后 2 年余，因患肢过度用力出现左上肢明显肿胀，

Ⅲ期，无红肿热痛，口服外用药物1个月无效。

予针刺拔罐艾灸肺经穴位为主，兼其他经穴，配合患肢由远端到近端按摩，历经20天后上肢肿胀消失，期间又出现轻微水肿，针刺1次后消失。

中医学认为"血不利则为水"，肢体局部肿胀多因气滞血瘀、经络壅塞所致，如使局部伤处气血畅通，则肿痛自可消除。刺血拔罐可以疏通经络中壅滞的气血，自然患肢肿胀就会消失。该患者开始放血时排出的是黑血，之后曾出现半透明的白色液体。

案6 乳腺癌术后上肢肿胀验案二

梁某，女，72岁，北京人。

患左乳腺癌半年，因用左手提重物导致上肢肿胀严重，手不能握物，张合困难，Ⅱ期。

用刺血拔罐艾灸左上肢肺经、肩部、心包经的相关穴位周围结节，每周1次，即6次后水肿完全消失，左手活动如右手，至今2年未再出现水肿。

第三章　大肠癌诊治

一、对现代医学大肠癌个体化治疗的认识

治疗大肠癌主要是 5-Fu、铂类的方案，常用药物主要是 5-Fu、顺铂、依立替康、卡培他滨、奥沙利铂、培美曲塞、贝伐单抗、西妥昔单抗等。这些药如何组合最合理、取得的疗效最大，是近年来研究的重点。

在谈论大肠癌治疗个体化之前，把上述药物寒热分类，以便下面的认识，寒药为奥沙利铂、贝伐单抗，热药有伊立替康、培美曲塞、西妥昔单抗。药物寒热分类在《黄金昶中医肿瘤辨治十讲》已有论述，这里不再重复。

（一）据生物标志物选择

对中晚期大肠癌病人，NCCN 结直肠癌治疗指南传递了两条重要的信息，一是所有转移性结、直肠癌患者都应检测 KRAS 基因状态，二是只有 KRAS 野生型患者才建议接受表皮生长因子受体抑制剂治疗，即西妥昔单抗的应用。贝伐单抗目前还没有相应的生物标志物。

（二）据原发灶病灶部位选择

2008 年、2009 年 NCCN 指南把结肠癌、直肠癌分开讨论，但化疗方案没有区分开来，事实上中医认为，直肠癌偏热，选用奥

沙利铂的方案相对好一些；结肠癌偏寒，伊立替康方案相对更有效一些。靶向治疗药物与伊立替康联合，相对疗效会好一些。培美曲塞为热药，对结肠癌效果应该好一些。小肠部位肿瘤更寒，建议选用伊立替康、培美曲塞等热药。

（三）据转移灶选择

在临床中发现，化疗对某些部位转移肿瘤有效，而对有的部位转移肿瘤无效，为什么？原因很简单，不同转移部位肿瘤性质不同，所以治疗效果不一致。一般而言，淋巴结转移为痰湿（锁骨上淋巴结多为痰热、腹股沟淋巴结多为寒湿）、肝转移为血虚、骨转移为血瘀夹热，出现多处转移者多见阳虚、元气不足。所以在治疗出现转移的肿瘤时，不能只盯着原发灶，而且要兼顾转移灶，有时转移灶的部位和表现对选择化疗方案更有意义。卡培他滨在肝脏分解为 5-Fu，所以对肝转移癌效果好一些。

（四）据既往治疗方案选择

必须明确了解化疗药的寒热后，同时观察前面所用药物，出现耐药后选择寒热相反的药物，自然还会有疗效，即使以前曾用过该药也会如此。这也就很好地解释了为什么奥沙利铂与伊立替康无交叉耐药。

综上所述，化疗药物、靶向治疗药物的选择绝不是简单的病理就能决定的，要想提高治疗疗效，必须从以上四个因素考虑。

二、对中医学大肠癌诊治的认识

对于大肠癌的辨证，笔者分为寒热，临床验证多效，愿公之于众。

（一）辨治要点

中医学中大肠虽为独立的六腑之一，但与脾胃有千丝万缕的联系，大肠既受脾胃化生气血荣养，又受脾胃产生痰湿所困，容易出现淋巴结转移，所以大肠癌的治疗以治疗脾胃为主。

大肠为手阳明经，在《内经》中阳明燥金是指肺与大肠，治疗肺宜辛凉以助肺之收敛，治疗大肠也应运用辛凉之品，在《伤寒论》中阳明病篇的许多名方就遵循这一点。利用运气学推算患者的五运六气，假如患者没有土和水的因素仅有金的因素，化疗方案选择应用含奥沙利铂的方案，这样才能有好的疗效；如有土和水的因素，就应用温热之品的化疗药物，如依立替康、培美曲塞、贝伐单抗等药物。

脾主运化，肾司气化，脾虚运化无力，势必求援于肾，日久过耗则必致肾之精气匮乏，甚则耗散精气而损他脏腑，因而病至，脾肾虚者多为诸损病证。大肠属脾胃所主，脾主运化，脾胃虚弱则痰湿不运，出现淋巴结转移；脾胃为气血生化之源，脾胃弱则生血不足，肝失所养，易出现肝转移；脾胃为肺之母，脾胃虚弱则肺失所生，则多见肺转移。调理脾胃治疗大肠癌应予六君子汤以健脾和胃化痰。或据转移部位，或养肝血，或养肺气。

笔者在此基础上把大肠癌分为偏热、偏寒两大类型，一般而言结肠癌偏寒、直肠癌偏热，如术前大便偏干、臭秽者偏热，若术前慢性腹泻清稀者或出现腹水者偏寒。偏热者在六君子汤基础上加三物黄芩汤，偏寒者加四神丸。

其他的祛邪之法主要指理气、化湿、以毒攻毒等几种治法。理气法：大肠癌因脾胃失和而致气机不畅，脾胃和则气机自然通畅，只要是气机无明显阻滞，单纯调脾胃即可，出现明显气机阻滞则用大腹皮、厚朴、小茴香、乌药等。祛湿法：脾胃为痰湿之源，大肠癌夹有痰湿饮或有淋巴结转移者，应予祛湿化痰饮，药用陈皮、半夏、胆南星、壁虎、茯苓、蜈蚣、京大戟、芫花、甘遂等。以毒攻毒法：肿块形成必有毒邪蕴结，在治疗过程中当予以毒攻毒之药，该类药物有壁虎、斑蝥、蟾皮、蜈蚣等。

（二）个体化治疗

1. 据阴证、阳证加减 大肠癌的临床表现分为寒证、热证，寒证、热证的鉴别在前面已论述，不论哪种类型治疗皆应健脾化湿抗癌，区别在于是温阳还是清热，热证清热、阴证温阳。

2. 据运气学加减 据生辰运气学或发病时运气学推断哪些因素是大肠癌重要影响因素，辨证指导用药，疗效会有所提高。

3. 据转移灶加减 大肠癌容易淋巴结、肺与肝转移，淋巴转移为痰湿流注加强化痰利湿；肝转移为血虚当补肝血；肺转移为肺气阴不足、痰湿不化，应加强补肺之气阴、化痰散结；多个脏器转移元气已大虚，应大补元气。

4. 据症状加减 大肠癌患者可出现各式各样症状，临床可根据各种症状加减。

（三）基本方药

党参 15g，白术 10g，茯苓 15g，甘草 10g，清半夏 15g，陈皮 10g，马齿苋 30g，黄芪 30g，蜈蚣 3 条，干姜 10g，壁虎 30g。

据症状加减：腹痛加白芍 30g、乌药 10g，或脾俞、胃俞、大肠俞刺血拔罐艾灸。便脓血加蒲黄炭 10g、侧柏叶炭 15g。里急后重者加木香 10g、白头翁 15g、当归 10g。大便次数多者若因虚引起去焦槟榔，加炙甘草 30g、泽泻 20g、升麻 6g、赤石脂 30g、禹余粮 30g；若因放疗引起的加葛根芩连汤。气血不足者加红参 6g、当归 10g。阳虚者易腹泻，加制附片（先下）10g、吴茱萸 3g、干姜 10g、补骨脂 30g；阴虚者易便秘加生地黄 30g、当归 15g、苦参 15g、黄芩 10g。腹胀纳少者加厚朴 15g、大腹皮 15g。腹水者用生黄芪 10g、细辛 3g、龙葵 10g、桂枝 10g、川椒目 10g，研细末，取少许敷脐，用艾灸 2 小时，每日 1 次。顽固性便秘加生白术 60g、全瓜蒌 20g、肉苁蓉 30g、败酱草 30g、火麻仁 10g、枳实 10g。肿瘤引起的便血加烧干蟾 5~10g。

据部位加减：位于结肠者加吴茱萸 3g、川椒 10g、沙苑子 15g。位于直肠者加白头翁 30g、黄芩 15g、败酱草 30g。

据转移部位加减：肺转移加黄芪 50g、知母 20g、升麻 6g、海浮石（先下）50g、白英 20g、百合 30g。肝转移者加山萸肉 30g、当归 30g、白芍 30g。腹水者去甘草、茯苓加至 30g，加制附片（先下）30g、川椒目 10g、龙葵 20g。

特殊用药：食欲差或胃瘫时极易出现衰竭，用熟地黄、山萸肉、茯苓、牡丹皮、山药、陈皮、姜半夏、附子、肉桂、干姜、竹茹、生赭石、黄连、吴茱萸、生姜、大枣，水煎服，每日 1 剂，往往 1 剂知。可明显改善食欲、胃瘫。

贫血：用熟地黄、山萸肉、茯苓、牡丹皮、山药、陈皮、半夏、附子、肉桂、干姜、竹茹、生赭石、黄连、吴茱萸、生姜、大枣，水煎服，每日 1 剂，往往 10 天就可升血红蛋白 2g 左右。

不全肠梗阻：良性者用肉桂 10g、枳壳 10g、姜半夏 10g、厚朴 10g、吴茱萸 3g、乌药 10g，研细末，取少许，敷脐，每日 1 次，每次 24 小时。恶性者用肿瘤外用方（阴证方，参考《黄金昶中医肿瘤辨治十讲》部分内容）外敷脐部，每日 1 次，每次 24 小时。或用大横、腹结、脾俞、胃俞、大肠俞、八髎等穴位刺血拔罐艾灸，也有较好疗效。汤药用大陷胸汤加减。

放射性肠炎：煨葛根 20g（先煎）、黄芩 9g、桃仁 9g、牡丹皮 12g、赤芍 9g、陈皮 6g、生薏米 30g、马齿苋 30g、败酱草 30g、芒硝 10g，水煎服，每日 1 剂。放疗引起的腹胀仅用马齿苋 50g，水煎服即有效。注意治疗放射性肠炎应予排便，不能用收敛药物收涩大便，大便不出反而不适。

化疗腹泻方：炙甘草 40g、黄芩 10g、黄连 1g、干姜 6g、大枣 10g、党参 15g、茯苓 20g、白芍 15g、泽泻 20g、赤石脂 30g、禹余粮 15g，水煎服，每日 1 剂。

大肠肿瘤引起的便血：蟾皮炭 10g，水煎服，往往 1 剂知，3~7 剂愈。

三、典型病例

案1 结肠癌肝肺转移验案

杨某，男，76岁，辽宁省兴城人。

患者 1 个月前自己触摸右下腹约 5cm×5cm 大小肿物，腹胀，2001 年 8 月在当地医院检查提示升结肠占位，伴少量腹水，肝及肺多发小转移灶，肝转移病灶部位针刺活检病理提示腺癌。2001 年 9 月初入院治疗。因身体虚弱未予化疗，就诊时见：患者消瘦，疲劳无力，腹胀，纳少，右下腹时疼痛，腹诊见 2 个肿物连在一起，大小约 5cm×6cm，界清，光滑，轻微触痛，固定。舌淡暗，少苔，脉弦细。

辨证为脾肾阳虚、寒湿内阻。予党参 15g、白术 10g、茯苓 15g、甘草 10g、制附片（先下）15g、陈皮 10g、马齿苋 30g、黄芪 30g、蜈蚣 3 条、干姜 10g、壁虎 30g、大腹皮 20g、川椒目 10g、龙葵 15g、山萸肉 30g、当归 20g，每日 1 剂，水煎服。配合艾迪注射液、华蟾素注射液等。

2 周后患者食欲、体力增加，腹水消失，腹诊肿物略有缩小，继以前方加减，3 个月后肝部肿物消失，2002 年 6 月一般情况好，无不适主诉，腹部未触及肿物，纤维结肠镜、腹部 CT 检查未见异常。之后长期服中药，未见复发转移。患者于 2009 年 11 月下旬因急性心梗去世。

案 2　肠间质瘤验案

魏某，女，48 岁，北京人。

2004 年 5 月 2 日因腹痛剧烈 3 天入院妇科，CT 检查提示腹腔占位，于 2004 年 5 月 11 日在妇产科手术切除，术后病理为肠道间质瘤，邀笔者会诊，因其经济条件有限，不能服用格列卫、索拉菲尼，就诊时见畏寒、腹胀、头晕，舌淡，脉六部皆弦。

辨证为水气病，阳虚水泛。用苓桂杏薏汤（参见《黄金昶中医肿瘤辨治十讲》部分内容）加蟾蜍、壁虎、黄芪、干姜、斑蝥治疗，2 个月后诸症消失，至今 2011 年 8 月随访已 6 年余，无复发。

案 3　肠癌不全肠梗阻验案

邱某，男，16 岁，黑龙江省伊春人。

2011 年 11 月 3 日因进食西瓜引起腹痛、呕吐，就诊于当地医院，肠镜示直肠部位梗阻，活检病理为黏液腺癌部分印戒细胞癌，腹部 CT 示腹膜后及肝脏多发转移，无法手术，遂到北京某肿瘤医院就诊，出现腹膜炎，还是无法手术，患者体质太弱，只给予胃肠减压、静脉营养，邀笔者会诊，时见患者极度疲惫，腹痛拒按，已近 1 个月未大便，偶有矢气。诊为不全肠梗阻。

考虑患者体质，及病情危重，刺血拔罐已不适宜，脐疗恐难迅速起效，决定大胆一搏，予制甘遂 0.5g、酒大黄 5g、芒硝 5g，3 剂，先将大黄煎半小时，纳入芒硝 1 分钟，冲服甘遂，每日 1 次。3 天后患者舅舅告知，患者大便在第二剂服完后即通，排出 2 个月前吃的西瓜子。之后进流食，体质渐复。

　　张仲景的大陷胸汤证与承气汤证有何区别，为何不用承气汤？大陷胸汤治疗肠梗阻打的是时间差，不全肠梗阻梗阻部位有水肿（西医讲液气平），甘遂利水极速且猛，迅猛将水肿减轻，肠管变得通畅，之后酒大黄、芒硝起活血软坚通便之效，将污浊之气排出，故而梗阻缓解。

案4　腹膜转移癌验案

　　李某，女，70岁，新疆自治区人。

　　2011年11月份曾从新疆飞到笔者医院普外科治疗，开腹探查活检提示转移性腺癌，未查到原发灶，体质较弱，腹痛剧烈，拒按，影响睡眠，大便干结，舌苔略黄，脉弦关见数象。查体仅在上腹部触及有肿块，大小约7cm×8cm。

　　用大陷胸汤，生大黄5g先煎半小时；芒硝5g，后下煎5分钟，冲制甘遂末1g，早饭后服用，先服3天。由于甘遂难买，第二天才吃上。家属后来来病房咨询，说患者喝牛奶后小腹部绞痛，口服止痛药后好转。顺便问了一下患者上腹痛情况，家属说上腹部疼痛已缓解。第一天腹泻次数较多，第二天腹泻消失。

　　为什么喝牛奶后会腹痛呢？甘遂对肠黏膜有伤害，会出现腹泻，牛奶难消化，所以服用甘遂尽量吃些好消化的食物。

　　再次就诊时，患者腹部明显变软，大小便通畅。身体迅速恢复。之后用补肾健脾抗癌中药调理。

案5　放射性肠炎验案

　　李某，女，29岁，青海人。

　　因宫颈癌ⅡA期术后，行局部放疗后10天，出现放射性肠炎，每日10~15次，大便较黏腻，里急后重，无便血，于2012年2月16日就诊，时见舌略红，关脉滑。

辨证为肠道湿热内阻，予煨葛根 20g（先煎）、黄芩 9g、桃仁 9g、牡丹皮 12g、赤芍 9g、陈皮 6g、生薏米 30g、马齿苋 30g、败酱草 30g、瓜蒌皮 15g、黄连 3g、党参 15g、炒白术 15g、茯苓 30g、海螵蛸 30g，水煎服，每日 1 剂。

该方调理月余，诸症消失。

第四章　胃癌诊治

一、对现代医学胃癌个体化治疗的认识

目前治疗胃癌的化疗药物远没有肺癌多，化疗方案的选择也甚少，如何在少数方案中选出有效治疗方案需要中医辨证认识的智慧。

（一）据病理类型选择

中医认为胃与脾一体，寒热并存，所以化疗方案的选择也应寒热并用，这样就容易解释为什么 DCF 方案有效率偏高一些。目前绝大多数学者把胃的小细胞癌单独分出来，按小细胞癌处理，应用 EP、IP 方案，但尚未把鳞癌、腺癌完全分开观察。

（二）据生物标志物选择

目前对胃癌的靶向治疗研究不是很多、很深，对 HER-2 阳性晚期胃癌患者，曲妥珠单抗是一种有效且耐受性良好的新型药物，化疗（希罗达或静脉 5-Fu 和顺铂）联合赫赛汀（曲妥珠单抗）可延长胃癌这种恶性肿瘤患者的总生存期，平均生存期延长近 3 个月，达到 13.8 个月，HER-2 表达较高的患者接受赫赛汀治疗后获益更大，其生存期平均延长达到 16 个月。从乳腺癌的 HER-2 阳性与阿霉素剂量相关性来看，HER-2 阳性患者偏阳虚，应该选择热性药物如伊立替康等。其他应用于胃癌的靶向药物为西妥昔单抗、

贝伐单抗、吉非替尼、厄洛替尼、依维莫司和 foretinib。吉非替尼、厄洛替尼的选择应用与 EGFR(+) 有关，但西妥昔单抗的疗效似乎与 KRAS 或 BRAF 的突变关系不大，其他靶向治疗没有生物标志物可供参考。

（三）据发病部位选择

虽然现代医学未能从部位选择化疗方案，笔者认为贲门部位癌偏热、幽门部位偏寒，贲门部位选用 FOLFOX 或 TCF 方案，幽门部位选择 XELOX、IF、IC 方案，不妨试一下。胃内弥漫性病变应按病性偏热来看，所以西医主张用紫杉醇加希罗达（卡培他滨）是对的，临床效果也很好。

（四）据临床分期选择

国内外同行尚未从分期选择化疗方案，但从肺癌的治疗经验借鉴来看，晚期胃癌选择 XELOX、IF、IC 方案似更合理些，缘由晚期肿瘤多见寒证，而这类方案偏热，是中医理论"寒者热之"的应用。

为了更准确分期，必须了解胃癌容易转移的部位，进行必要的检查，有查体、血常规、血生化、大便常规、凝血分析、肿瘤标志物（CEA、CA199、CA242 等）、食管胃十二指肠镜检查、胸片、腹部及胸部 CT、骨扫描、胃镜超声、PET-CT 等。女性患者还应常规行盆腔 CT 或 B 超检查。

（五）据转移部位选择

脾胃为气血生化之源，肝为藏血之器，故胃癌容易出现肝转移；同时肺调畅气机，故也易肺转移。由于卡培他滨在肝脏分解为 5-Fu，所以肝转移时多以卡培他滨代替 5-Fu。出现肺转移，根据转移部位选择化疗药物，转移灶位于外周，选用含依立替康、表阿霉素的方案；位于中心的选用含紫杉醇、奥沙利铂的方案。

二、对中医学胃癌诊治的认识

对于胃癌的辨证，不应局限在脾胃，也当认识到肾在胃癌治疗中的作用。治脾胃也应责之于肾。

（一）辨治要点

明代李东垣创立脾升胃降学说，清代叶天士提出脾胃分治学说，事实上脾胃一体，胃主纳、脾主运，脾胃健则气血生化充足、气机调畅，痰湿无化生之源。胃癌不仅是胃部疾患表现为胃主受纳障碍，而且还可表现为脾虚症状，脾胃共病，迁延日久或先天肾气不足出现脾肾俱损症状。胃癌的正虚表现为脾、胃、肾虚损。

脾胃为生痰之源，脾胃弱则痰浊内生。而且《温病条辨》早就指出："脾主湿土之质，为受湿之区，故中焦湿证最多。"因此无论湿邪困阻脾胃，或脾胃功能失调湿邪内生，作为病理产物的湿邪在脾胃病中均是常见的。此外，脾胃之阳受损则化生水饮，表现为饮证。痰湿饮是不同的病理产物，关于痰与湿的辨证中医近代论述较多，而对饮证较少谈及，笔者在《黄金昶中医肿瘤辨治十讲》一书中有一篇"肿瘤患者苓桂剂如何辨治"，专门讨论饮病辨治，可供参考。

脾胃位于中焦，斡旋中州，调畅气机，脾胃病则易出现气机痞塞、浊气在上清气在下的症状；胃癌为阴证，从一般胃病到胃癌大约需要十余年时间，病久多出现瘀证，而且从消化系统肿瘤舌质多为紫舌来看，胃癌存在血瘀；笔者认为一旦病灶存在，癌毒就与痰湿、气滞血瘀等共同致病，发为胃癌。可见胃癌的邪实表现为痰湿饮、气滞血瘀、癌毒等因素互结。

临床上常见脾胃虚弱、痰瘀互结型，还可见脾胃阳虚、饮瘀

互结型和脾肾虚损、痰瘀互结型。辨证时只要除外了脾胃阳虚、
饮瘀互结型和脾肾虚损、痰瘀互结型，皆可按脾胃虚弱、痰瘀互
结型用药。脾胃阳虚、饮瘀互结型只要抓住五部以上弦脉、心下
逆满、起则头眩等就可辨证准确。脾肾虚损型患者常见食欲极差，
常规改善食欲的中西药物无效；或呕吐胃内容物，但无梗阻，常规
止吐药物无效；或诊断胃瘫、皮革胃、胃与周围组织广泛粘连；或
严重贫血，此时皆可辨证脾肾俱损，应用大剂补脾肾药物，脾肾
相资，斡旋中州，方可有生还之机。

　　脾主运化，肾司气化，脾虚运化无力，势必求援于肾，日久
过耗则必致肾之精气匮乏，甚则耗散精气而损其他脏腑，因而病
至脾肾虚者多为诸损病证。其实在《济生方·五脏门·脾胃虚实
论》"补真丸"条下就有："大抵不进食，以脾胃之药治之多不效
者，也所谓焉。人之所生，不善调养，房劳过度，真阳衰虚，坎
火不温，不能上蒸脾土，冲和失布，中州不运，是致饮食不进，
胸膈痞塞，或不食而胀满，或已食而不消，大腑溏泻，此皆真火
衰虚，不能蒸蕴脾土而然。"把脾肾虚损的临床表现与病机做了阐
述。其后的《普济本事方·卷二》也有论述，在"二神园"条下就
说："有人全不进食，服补脾药皆不验，予授此方即服之欣然能愈，
此病不可全作脾虚。盖因肾气怯弱，真元衰劣，自是不能消化饮
食，譬如鼎釜之中，置诸米谷，下无火力，虽终日米不熟，其何
能化？"

　　无论哪种类型，皆应以调理脾胃、祛痰化瘀抗癌为主要治法，
以调理脾胃为本。临床用药，不但要针对病机，还要兼顾脾胃的
特性，胃属阳明燥土主降，喜凉润而恶燥，喜秽；脾为太阴阴土主
升，喜温燥而恶湿，喜香；二者同病，选药应辛开苦降，用半夏泻
心汤加减。半夏辛燥入脾助升，干姜辛温也入脾助升；黄芩、黄连

苦寒入胃主降，自然脾升胃降，气机调畅。为助气机调畅，选用温脾土的人参、干姜、炙甘草、大枣四味药，和理中丸不同的是此方用大枣而不用白术。大枣，甘平温润，能益气养血润燥，较之白术补益之力更缓而无伤津之弊。半夏泻心汤调畅气机尤佳，但补脾力量相对不足，应加六君子汤以增强补脾胃力量。如见阳虚饮停应加温阳化饮药物。如出现肾气不足之候，加金匮肾气丸汤剂，非金匮肾气丸丸剂。

　　祛邪之法主要指理气活血、祛痰化湿、以毒攻毒等几种治法。理气活血法：胃癌因脾胃失和而致气机不畅，脾胃和则气机自然通畅，只要气机无明显阻滞，单纯调脾胃即可，出现明显气机阻滞则用八月札、陈皮、郁金等；病久多瘀，可用莪术、鸡内金、当归、蜈蚣、延胡索等活血。化痰祛湿法：脾胃为生痰之器，胃癌夹有痰湿饮，应予祛湿化痰饮，药用陈皮、半夏、胆南星、郁金、石菖蒲、茯苓、泽泻、皂角刺、牵牛子等。以毒攻毒法：肿块形成必有毒邪蕴结，在治疗过程中当予以毒攻毒之药，该类药物有壁虎、斑蝥、蟾皮、蜈蚣等。"以毒攻毒"之药多伤气、伤胃，术后无瘤者及体弱者用药宜少、用量宜轻、用药时间宜短；肿瘤发展迅速，体壮者可选2~3种药物，量可大。

　　总而言之，胃癌的治疗首先健脾胃、调升降，使痰湿不生且易随气消，气血化生得旺，肝肺得补，可以防治肝肺转移。同时予祛湿化痰饮、活血抗癌之品。

　　（二）个体化治疗

　　1. 据病理加减　小细胞癌加用清热之品，腺癌重用温化寒湿之品。

　　2. 据部位加减　位于贲门者加降逆之品，同时加治疗胃酸之药。位于小弯者多有疼痛，加理气活血止痛之品。

3. 据转移灶加减 出现肺转移者加补肺气化痰之品，用升陷汤、海白百冬汤。出现肝转移者加养肝血之品，如山萸肉、当归、白芍等。出现腹水者加温阳利水之品，如附片、川椒目、茯苓、牵牛子等。

4. 据症状加减 临床根据患者出现的症状加减用药。

（三）基本方药

党参 15g、白术 10g、茯苓 15g、甘草 6g、姜半夏 15g、陈皮 15g、焦山楂 30g、砂仁（后下）10g、黄连 3g、炒黄芩 10g、干姜 10g、藤梨根 30g、莪术 10g、壁虎 30g、鸡内金 30g、蜈蚣 3 条，每日 1 剂，水煎服。

据症状加减：口干甚者去陈皮、砂仁、茯苓，加百合 20g、花粉 15g、石斛 15g。口淡恶寒、面目浮肿者，去甘草，茯苓加至 30g，加桂枝 10g、干姜 10g、泽泻 20g。腹胀纳少者加厚朴 15g、大腹皮 15g。恶心欲吐者加竹茹 10g、旋覆花 15g、生赭石 30g、柿蒂 10g，或用脐疗安胃舒。腹中挛急疼痛喜温按者去枳壳、砂仁、茯苓、莪术，加白芍 30g、当归 10g；多涎加石菖蒲 10g、益智仁 10g。胃部疼痛加川芎 10g、白芷 30g、九香虫 6g、鼠妇 40g 等。便血或呕血者加三七粉 3g、白及粉 10g、仙鹤草 30g、土大黄 10g、烧干蟾 1 只。泛酸者去焦山楂，加煅瓦楞子（先下）20g、海螵蛸 30g、枳壳 10g。便干加瓜蒌 30g、肉苁蓉 30g、败酱草 30g、郁李仁 15g、决明子 15g。便溏加炙甘草 40g、赤石脂（先下）30g、石榴皮 15g、泽泻 20g。

据病理加减：小细胞癌加花粉 20g、玄参 20g、烧干蟾 2 只。腺癌加胆南星 15g、青礞石（先下）30g。

据部位加减：位于贲门者加枳壳 15g、瓜蒌皮 15g、煅瓦楞子（先下）30g。位于胃小弯者加白芷 30g、延胡索 15g。

据转移部位加减：肺转移加黄芪 50g、知母 20g、升麻 6g、海浮石（先下）50g、白英 20g、百合 30g。肝转移者加山萸肉 30g、当归 30g、白芍 30g。腹水者去半夏，茯苓加至 30g，加制附片（先下）30g、川椒目 10g、龙葵 20g。

特殊用药：食欲差或胃瘫时极易出现衰竭，用熟地黄、山萸肉、茯苓、牡丹皮、山药、陈皮、半夏、附子、肉桂、干姜、竹茹、生赭石、黄连、吴茱萸、生姜、大枣，水煎服，每日 1 剂，往往 1 剂知。可明显改善食欲、胃瘫。

贫血：用熟地黄、山萸肉、茯苓、牡丹皮、山药、陈皮、半夏、附子、肉桂、干姜、竹茹、生赭石、黄连、吴茱萸、生姜、大枣，水煎服，每日 1 剂，往往 10 天就可升血红蛋白 2g 左右。

顽固性呃逆：用旋覆花 20g（包煎），生赭石、生龙牡各 30g（先煎），柿蒂 25g，党参 20g，姜半夏 15g，大枣 10g，生姜 20 片，白芍 15g。上药浸泡 1 小时，然后煎煮 20 分钟，含漱服用，每日数次，每日 1 剂。

（四）其他疗法

刺血拔罐艾灸疗法治疗胃癌患者胃瘫、食欲差、胃不全梗阻有很好疗效，选穴为脾俞、胃俞、肾俞、大肠俞等。

三、典型病例

案 1　晚期胃癌验案

杨某，男，76 岁，北京人。

因多年胃病，近年来进食哽噎，胃镜检查示贲门癌，于 1995年 9 月初在北京某大医院手术，做胃大部切除及区域淋巴结清扫术，术后病理为高分化腺癌，已侵及深肌层，区域淋巴结皆为癌结节。术后予 MMC+5-Fu+CF 化疗 1 个周期，骨髓抑制明显，无法再化疗，服用中药。3 年后上腹胀满，胃镜示残胃癌，1998 年10 月找笔者诊治，时见口干、乏力、纳少、上腹胀满、大便干结，舌燥质红，脉六部沉弦。

辨证为阳虚水停。予党参 15g、炒白术 10g、茯苓 30g、桂枝 10g、泽泻 20g、附子（先下）10g、陈皮 15g、焦山楂 30g、砂仁（后下）10g、黄连 3g、炒黄芩 10g、干姜 15g、藤梨根 30g、莪术 10g、壁虎 30g、鸡内金 30g、蜈蚣 3 条，每日 1 剂，水煎服。

6 个月后仅见偶有口干，余皆正常。胃镜复查肿物消失，病理为肠上皮化生。1 年后胃镜检查未见异常。

之后一直每日服药 3 年，之后间断服药，至今已 13 年，复查未见异常。

案 2　胃间质瘤验案

常某，女，58 岁，北京人。

2006 年 3 月下旬在北京某大医院行胃窦癌切除术，术后病理为胃间质瘤，侵及深肌层，医生建议其用格列卫治疗，因其嫌贵未用，2006 年 6 月找笔者诊治，时仅见食欲差，舌红，关脉滑。

用清半夏 15g、黄芩 10g、黄连 3g、干姜 10g、党参 15g、炒白术 15g、茯苓 15g、陈皮 15g、砂仁（后下）10g、壁虎 30g、蜈蚣 3 条、焦山楂 30g、枳壳 10g、鸡内金 30g、制大斑蝥 3 个，水煎服，每日 1 剂，配合金龙胶囊 4 粒，每日 3 次。

据此方加减，至今 6 年，检查未见异常。

按语：胃肠间质瘤也为肉瘤，是近年来比较明确的新病种，主要治疗手段为手术，但手术后极易复发。目前全身治疗主要是应用靶向治疗药物——伊马替尼（格列卫），有一定疗效但价格较高，而且容易耐药。据报道，新的靶向治疗药物——索拉菲尼对胃肠间质瘤有效，与格列卫无交叉耐药。中药治疗胃肠间质瘤有效，而且价格便宜，在医保范围内，这仅是笔者的数十个相同病例的简单一例，从中可看到中药治疗胃肠间质瘤有很大价值。

案3　胃癌皮革胃进食水呕吐验案

刘某，女性，60岁，江苏省泰州人。

2007年1月因胃痛胃镜诊为胃癌，属胃癌晚期，无法手术，病理不详，已在上海某著名医院三次化疗，化疗效果提示病情稳定。后来每天服用2g的野山参（早晚各一次），连续服用9天后感觉食欲不振，恶心乏力，神疲。舌苔白略黄厚，饥饿，但进食后容易吐，很少嗳气、矢气，大小便正常，患者家属在网上咨询如何解决食后即吐，笔者开始考虑为胃热呕吐，予大黄甘草汤无效，疑是胃瘫。

先予熟地黄、山萸肉、茯苓、牡丹皮、山药、陈皮、半夏、附子、肉桂、干姜、竹茹、生赭石、黄连、吴茱萸、生姜、大枣，3剂，水煎服，每日1剂，先行3剂。

1天后患者进食就不见呕吐，半个月后去上海会诊这个患者，其主管医生把病例从头到尾详细介绍了一遍，原来患者是胃癌皮革胃引起的呕吐。皮革胃引起的食欲差、呕吐，现代医学没有好的办法，中药治疗效果很好。

案4　胃癌广泛粘连呕吐、贫血验案

赵某，男，68岁，北京人。

2009年2月在北京某三甲中医院住院，请北京某肿瘤医院普外科医生手术，因胃癌与周围组织广泛粘连无法切除，仅行空肠与胃大弯吻合术，术后每日胃肠引流管引出液体约3000ml，2周后无法拔除引流管，主治医生甚是着急，请笔者会诊，见患者面色㿠白，贫血貌，舌红，脉细滑。

先予半夏泻心汤加减 3 剂。

未见缓解，再次会诊，主管医生述手术所见患者为冰冻胃，胃与周围广泛粘连。考虑脾肾俱损，遂用健脾强肾方药。

药用熟地黄、山萸肉、茯苓、牡丹皮、山药、陈皮、半夏、肉桂、干姜、竹茹、生赭石、黄连、吴茱萸、生姜、大枣，3 剂，水煎服，每日 1 剂，3 剂。

1 剂后胃引流物明显减少，2 天后仅有约 200ml 引流物，遂将引流管拔出，之后能进食包子皮等固体食物。

2 周后患者面色见红润，查血红蛋白由原来的 7.8g/L 升至 11.2g/L。

第五章　肝癌诊治

一、对现代医学肝癌个体化治疗的认识

对于肝癌的治疗，笔者不认同 FOLFOX4 方案会延长肝细胞肝癌生存期，为什么？因为 FOLFOX4 会损害肝功能，而肝功能分级是影响预后的一个重要指标，而且我国许多肝癌患者有肝炎肝硬化病史，肝功能本身就不好，如化疗再损害肝功能，那么肝癌患者生存期自然会缩短。同时，2009 年国外有学者报道索拉菲尼可延长肝癌生存期 1 个多月，被称为是肝癌治疗的里程碑，可近年来又否认索拉菲尼治疗肝癌的作用，那到底索拉菲尼是否对肝癌有效，如有效对哪些肝癌患者有效也是亟待认识的问题。笔者认为索拉菲尼对肝癌有效，只是没辨证选择病例，如能辨证选择病例，索拉菲尼效果相当满意。那么如何选择化疗和靶向治疗呢？笔者认为应该从病理类型结合中医辨证来选择。

原发性肝癌是预后不良的肿瘤，90% 为肝细胞癌，其次为胆管细胞癌和混合癌。影响原发性肝癌预后的指标除肿瘤大小外，还与肝功能分级、门静脉癌栓等有关。原发性肝细胞肝癌全身化疗效果不好的主要原因之一是化疗严重损害了肝功能，而局部药物浓度低疗效差。胆管细胞癌一般肝功能储备较好，出现肝外转移、肝脏局部病变无法局部治疗时，可通过全身化疗受益。索拉

菲尼、舒尼替尼可引起顽固性高血压及严重腹泻、出现胸腹水，这些都是寒邪的表现，说明索拉菲尼、舒尼替尼药性偏寒；又胆管细胞癌中医辨证偏湿热，选用索拉菲尼、舒尼替尼从理论上讲会有一定疗效，如再配合温热的吉西他滨、伊立替康疗效会更好一些；同样，如热燥药吉西他滨或培美曲塞、伊立替康联合寒药紫杉醇治疗胆管细胞癌效果也会好些。此外，肝癌偏内热者应用索拉菲尼、舒尼替尼也会有一定疗效。这应该是中医辨证选择病例的优势所在。

原发性肝癌治疗方法很多而且多为局部治疗，每种治疗方法受诸多条件限制，所以肝癌的个体化治疗显得尤为重要。原发性肝癌的个体化治疗要根据肿瘤的大小、肝功能分级、肿物血供情况、转移情况等来确定，参考相关指南就可以了，这里不再赘述。

治疗肝癌必须准确分期，分期必须了解肝癌容易转移到肺、骨、淋巴结、腹膜、肾上腺、胃、结肠、脑、皮肤、纵隔、甲状腺等部位，要进行的必要检查，有查体、血常规、血生化、肿瘤标志物（AFP、DCP、GGT-II、GST-II、ALP）、DIC 全套、腹部 CT、胸片、胸部 CT、脑 MRI、骨扫描和或骨穿活检、PET-CT 等。

二、对中医学肝癌诊治的认识

对于肝癌的辨证，笔者不认同大家津津乐道断章取义的"见肝之病，知肝传脾，当先实脾"的以补脾为主的治法。这里提出笔者辨证用药 6 个方面，在临床不仅迅速改善症状，而且消瘤作用也较强，如起效快，8 天瘤栓消失，20 天瘤体缩小。

（一）病因病机

肝癌的病因病机性质为本虚标实，本虚为肝肾不足，邪实为气滞血瘀毒聚，部分兼有痰阻。肝藏血，肝之患病必阴血虚，无论哪种辨证，补养肝血绝不能少，通过补养阴血可使肝功能恢复、白蛋白升高、瘤体缩小和（或）消失。

（二）辨治要点

笔者将肝癌的治疗从 6 个方面考虑。

1. 肝藏阴血，肝之患病必阴血虚，此谓"正气存内，邪不可干"也，当补阴血，此为大法，无论肝阴虚还是肝阳虚皆当补肝之阴血。阴不足多口干便秘，血不足则多梦，口干多梦为阴血不足。

2. 肝之患病或缘由阳气不足，或因病损阳气，需补阳气。何以见得肝阳不足？阳气主功能，肝之癌灶与正常肝脏组织相比功能丧失，此之谓阳气不足。阳气不足多腹泻、食而不化、呕吐。

3. 肝主疏泄，肝之患病当气血不调，应活血理气、通腑，通腑是理气最快捷治法。肝失疏泄则胁痛、嗳气、腹胀等。

4. 肝癌为癌毒，笔者曾多次谈癌毒不是一般疠气、热毒，是存于体内与其他因素共同致病的最危险因素，可能是目前大家认识到的癌基因、突变的抑癌基因等，当以毒攻毒。不管肉眼见到肿物与否，皆宜以毒攻毒，只是选择药物多少和剂量大小有异。

5. 癌积内必有火，当清热解毒。古人云"痞坚之下必有伏阳"，只要有肿瘤病灶，无论有无肝火症状皆可用清肝火药物。若是出现口苦、目赤、溲赤等肝火症状时，应清肝火力量重一些。但清热解毒不是肝癌最重要的治疗方法，若按君臣佐使而论不过是佐使药罢了。

6. 瘀血引起水肿，当利水。许多原发性肝癌肝脏肿大，严重瘀血水肿，血不利则为水，故而肝癌也多出现腹水，水利则有助于活血。当然，肝脏萎缩的原发性肝癌利水药物应用时要慎重一些。

肝癌患者症状虽然错综复杂，明确了上述治法，肝癌辨证就不难了，笔者认为主症不外有八：口干与否、失眠梦多与否、腹泻与便秘、食欲如何、食后有无不适、有无尿频、舌红与淡、脉势，据此将肝癌分为肝阴血不足、肝脾不足两种主要类型。肝阴血不足见口干、失眠多梦、便秘、舌红少苔，脉弦细数或脉势来长去短；肝脾两虚见口干、腹泻、食后不适、脉细或脉势来短去长。多梦为血不足，便秘为阴虚，纳差为胃不和，尿频为肾虚。这些为正虚之辨，为何无邪实之辨？正虚为发病之本，亦为病之发展之本，惟有明正虚，辨证扶正正确方能祛邪。肝癌之治扶正为主，驱邪为辅，即在改善内环境基础上抗癌。

扶正主要为养阴血、助肝阳、补脾气治法。肝藏血，主疏泄，体阴用阳。体阴是指肝藏阴血，以滋养肝体、涵敛肝阳、化生胆汁；用阳是指肝的功能而言，是以肝阴为物质基础的。肝病日久，肝阴耗竭，疏泄失职，乘逆犯脾，临床当养阴血补脾气。养阴血用白芍、山萸肉、乌梅、生地黄、熟地黄、沙参、天冬、石斛、当归、龟板、鳖甲等。助肝阳用细辛、附片、干姜、川椒、桂枝等；补脾气用黄芪、党参、茯苓、薏米、砂仁、炒白术、山药、鸡内金、甘草等；补脾不忘兼以运脾，如鸡内金、焦三仙等，以防理气伤脾及滋腻碍脾。临床或见阴血不足为主、或见脾虚为主，但皆宜养阴血、助肝阳、补脾气，只是用药轻重而已，绝不可执一不化。养阴血、补脾气容易理解，助肝阳很多人难以认识到位，现代中医教材中不谈肝阳，或称没有肝阳之说，可古代中医认为木生火，肝癌患者的腹泻多是由于肝阳虚馁不能温煦脾土所致，脾土未温则脾不运化见食后胀满，所以临床在养阴血、补脾气同时，须加用干姜、附子、桂枝、蜈蚣等助肝阳之品，见阳虚证者用量宜大，未见阳虚证者药宜少、量宜轻。阳虚甚者加川乌、吴茱萸等。

邪实为气滞血瘀、痰湿阻滞、瘀毒结聚，是肝虚的病因及病理产物，也是疾病发展的重要诱因。祛邪之法主要指理气活血、祛痰化湿、以毒攻毒、清热解毒、通利二便等几种治法。理气活血法：肝癌因阴血不足而致疏泄功能失职、气血瘀滞，临床表现为胁肋胀满隐痛、腹胀、嗳气、食欲不振等，常选用陈皮、姜半夏、八月札、绿萼梅、玫瑰花、合欢皮、莪术、鸡内金、当归、蜈蚣、延胡索、郁金等，理气药选用以不伤胃、不耗气、不伤阴之果皮及花类药物为佳。临床上部分肝癌患者并无不适主诉，以上药物选用宜少、用量宜轻。"理气活血"类药物可助肝之用，促进肝脏疏泄功能恢复；肝脏疏泄功能恢复，瘀毒结聚宜除，且痰湿、瘀毒不易结聚。化痰祛湿法：胆管细胞癌、混合性肝癌多夹有痰湿，应予化痰祛湿，药用金钱草、藿梗、陈皮、半夏、胆南星、郁金、石菖蒲等。以毒攻毒、清热法：肿瘤形成的根本原因虽然在于正气不固，但肿块形成必有毒邪蕴结，在治疗过程中，仅用扶正、理气活血类药物实难奏效，非攻不可中病，当予以毒攻毒之药，该类药物有蟾皮、壁虎、斑蝥、龙葵、蜈蚣、小白花蛇等。"以毒攻毒"之药多伤气、伤胃，术后无瘤者、体弱者用药宜少、用量宜轻、用药时间宜短；肿瘤发展迅速，体壮者可选 2~3 种药物，量可大。传统医学认为"痞坚之下必有伏阳"，故在以毒攻毒的同时可佐加清热之品，如蒲公英、虎杖、柴胡、野菊花、生地黄等，据热的程度选 1~2 种药物即可，万不可作为治疗肝癌主药，否则消瘤不成反伤胃气。通利二便法：肝癌患者多伴恶性积液、小便短少、颜面四肢水肿，宜用利尿药，如土茯苓、金钱草、桑白皮、大腹皮、牵牛子、猪苓等；胃脐压痛，便秘或不畅，宿食腹中胀痛不止，胁肋压痛，脉弦紧或沉实，宜用通便药，如大黄、玄明粉、槟榔、番泻叶、莱菔子等，此为常法。然攻肠胃之邪又可调畅气机，斡旋中州，使肝气得舒，瘀血、痰积得除，而且通利二便亦可驱除有形邪气以除癌毒，防止有毒中药蓄积中毒，所以即使无通利二便之征也可用通利二便之法，只是用药轻且少或只选其中一法而已。应用攻下药物时须明确正虚邪实情况，当掌握攻下与扶正的轻重缓急。

　　总之，肝癌的治疗当以养阴血、补阳气为主，酌加理气活血、以毒攻毒、清热、通便之药。

（三）个体化治疗

　　1. 据病理加减　一般而言，肝细胞肝癌不易出现淋巴结转移，故不考虑加去痰湿的药物，只有淋巴结转移时再加化痰湿之品。而胆管细胞癌发病之初就有淋巴结转移，是因为胆管细胞癌中医归为腑之为病，胆之患癌易为痰湿所蒙，治疗胆管细胞癌时无论是否有淋巴结转移必须应用祛痰化湿药物。如混合癌出现淋巴结转移时使也应温阳化湿。亚砷酸注射液是从砒霜中提取的药物，对慢粒的治疗取得了很好疗效，近年来应用于肝癌，报道的有效率并不很高。为何？笔者认为砒霜口服对肝脏损害很大，静脉给药虽然相对轻一些，但对于肝细胞癌这类肝功能较差的患者定会加重损害肝功能，所以治疗肝细胞肝癌疗效不是很满意，如对胆管细胞癌效果会好一些。当然，肝细胞癌肝功能较好者也可以应用，疗效或许还不错。另外，古代用砒霜治疗慢性呼吸系统疾病，为什么不用它治疗原发性肺癌呢，这难道不是亚砷酸新的发展空间吗？

　　2. 据转移灶加减　据统计，原发性肝癌最容易转移的 3 个部位是肺、骨、淋巴结。为什么没有肾？古称"肝肾同源"，密切得如同兄弟，肾为哥哥，肝为弟弟，弟弟受难哥哥哪有不受影响的道理？如把肺、骨、淋巴结联系来看就不难理解了，肺与肝在调气方面密不可分，骨转移与血瘀相关而且肝藏血调血，淋巴结与肝阳不足痰湿内生有关，无论何种肝脏疾病皆最容易首先表现为气血不和、痰湿内生，所以转移部位也最常见于肺、骨、淋巴结。另一个例证就是肝癌肝移植后最容易出现肺转移、骨转移，肝移植后无法正常调畅气机，故肺部转移灶为散在多发病灶；肝移植无法正常调畅血液，血瘀生热容易骨转移。因为肝癌的生存期较短，至患者去世时，肝损及肾还不能造成肾脏占位，所以肾转移的概率偏低。据此出现肺转移者加益气养阴化痰理气之品，骨转移加补肾祛瘀清热药物，淋巴结转移加化痰利湿之药等。多个脏器转移元气已大虚，应大补元气。

3. 据合并症加减　原发性肝癌最常见的合并症为门静脉癌栓、腹水和黄疸，门静脉癌栓形成原因是癌细胞脱落在门静脉处形成涡流囤积日久形成癌栓，现代医学对门静脉癌栓的治疗只是紧紧盯住门静脉癌栓而未对癌栓形成的根源——原发性肝癌进行治疗，所以效果不满意。中医药治疗门静脉癌栓是在治疗原发性肝癌的基础上重用软坚化痰通便之品，软坚化痰方剂为小陷胸汤，通便或为通大便或为利小便或为通利大小便，临床用药视大便情况而定。门静脉癌栓的疗效与门静脉癌栓分型、有无合并动静脉瘘密切相关。一旦在肠系膜、下腔静脉出现癌栓或合并动静脉瘘，取效极为困难，动静脉瘘这个肝癌治疗难题最近被用置入小钢圈圆满解决了。笔者还体会到治疗门静脉高压如配合奥曲肽、生长抑素，对迅速消除门静脉癌栓有重要临床价值。

约82%的肝癌可出现癌性腹水，特点为顽固、量大、反复出现。其原因有静脉或淋巴管阻塞、低蛋白血症、伴癌综合征分泌异位激素、肝损害肝瘀血导致肾血流量减少、腹水或肿瘤压迫下

腔动脉及肾小动脉、门静脉高压等，目前无特异性治疗，疗效并
不满意。西医治疗恶性腹水面临的问题有三：第一，相当多患者或
因不能耐受化疗和免疫药物的毒副反应不接受腔内治疗；第二，或
因多次复发形成难治性恶性腹水；第三，不能明显改善患者的生
存质量和生存期。中医内服外用治疗腹水取得一定疗效，但应当
指出当前腹水的中医治法多为补气利水，忌讳养阴利水，意恐养
阴助水反不利于利水，实则不然，肝癌腹水是由肝癌引起，肝主
疏泄、调气机，肝癌则疏泄失常、气滞血瘀出现腹水，治疗肝癌腹
水必当养阴血、温阳气、理气利水，如此治疗腹水不易反复、疗效
较好。现代医学研究已证实，养肝阴有补白蛋白作用。出现大量腹
水后限制液体入量，同时部分患者服药困难，笔者喜用药灸神阙穴
治疗腹水，取得了很好疗效。药物多选用温阳抗癌利尿之品，如细
辛、川椒目、黄芪、龙葵、桂枝等。这里要提醒的是门静脉高压会
引起和加重腹水，如有门静脉高压时可用奥曲肽等药物协助治疗腹
水。白蛋白低也要补蛋白利尿，否则单纯中药效果不好。

　　肿瘤科常见的黄疸类型有肝细胞性黄疸、阻塞性黄疸，阻塞
性黄疸多采取外科手段处理，肝细胞性黄疸中医治疗效果非常满
意。肝细胞性黄疸常见于肝癌肝动脉化疗栓塞术后、肝癌化学消
融术后、肝癌无水酒精注射术等微创治疗后，是肝细胞受损出现
的黄疸，笔者善用硝石矾石散治之。硝石矾石散首见于《金匮要
略》，其云："黄家，日晡所发热，而反恶寒，此为女劳得之。膀
胱急，少腹满，身尽黄，额上黑，足下热，因作黑疸。其腹胀如
水状，大便必黑，时溏，此女劳之病，非水也。腹满者难治，硝
石矾石散主之。"硝石矾石散有异于其他治黄诸方，其病机为肾虚
下焦瘀热。张锡纯称该方主治"虚劳疸"，谓黄疸见体虚者皆可应
用。肝细胞性黄疸中医临床多辨证为肝肾阴虚、湿热内阻，其病

机与有益肾祛湿清热功效的硝石矾石散吻合，而且该方药性温和，适用于中晚期肝癌患者。临床应用一般二日黄疸渐退，十日黄疸退尽。由于多数药店难备硝石、矾石，常用朴硝、枯矾代替二药，取等份，研细末，嘱患者晚一次顿服1~2g，以米粥送服，不必遵循《伤寒论》所载："上二味，为散，以大麦粥汁和服方寸匕，日三服"。

4.据症状加减 肝癌患者可出现各种症状，临床可根据症状加减。

（四）基本方药

生黄芪20~30g、生地黄或熟地黄20~30g、山萸肉15~20g、当归20~30g、白芍20~30g、龟板15~20g、蜈蚣2条、莪术10g、八月札10g、干姜10g、川椒目10~15g、桂枝10g、炒白术10g、鸡内金20g、龙葵15~20g、虎杖20~30g、壁虎10~30g，每日1剂，水煎服。

据病理加减：上方为肝细胞癌的治疗方药，若为胆管细胞癌加苏梗10g、胆南星15g、清半夏15、石菖蒲15g、郁金15g。

据症状加减：肝区痛者加川乌10g、白屈菜30g、鼠妇40g、延胡索15g或针刺拔罐局部，或阴证外用药物（参考《黄金昶中医肿瘤辨证十讲》相关章节）加乳香、没药各90g外敷肝区。眠差加蝉蜕10g、夜交藤30g。黄疸者，加茵陈15g，配合芒硝1g、枯矾1g冲服。低热者加青蒿15g、地骨皮15g、银柴胡15g或安脑丸1丸，每日2次。便秘加酒大黄10g、炒莱菔子20g；或用生大黄10g、芒硝15g，研末敷脐。腹泻去生地黄、加乌梅60g、细辛3g、附片（先下）10g、吴茱萸5g。便血或呕血加土大黄20g、蒲黄炭15g、血余炭15g、烧干蟾10g；出血急、量大者急予奥曲肽、垂体后叶素静脉滴注，洛塞克静脉推注，凝血酶和肾上腺素加入冰盐水频服等处理。

据转移部位加减：出现肺转移者黄芪加至 50g，再加麦冬 15g、五味子 10g、海浮石 50g、白英 20g、百合 30g、桔梗 10g、枳壳 10g 等。骨转移者加土鳖虫 6g、补骨脂 30g、野菊花 15g 等。淋巴结转移加干蟾皮 5g、海藻 30g、夏枯草 10g、猫爪草 20g 等。

特殊用药：

疼痛：中医治疗疼痛方法很多，有药物口服、外用、吸鼻、灸脐、针刺等。口服者若疼痛由淋巴转移引起的用蟾蜍；骨转移用斑蝥、小白花蛇，中药可促进骨质修复，这是目前西医学做不到的。从部位用药，头痛加川芎 30~50g，川芎量小治疗头痛效果不佳；颈痛加葛根；上肢痛加桑枝，桑枝的常用剂量多为 10~15g，治疗上肢疼痛效果不好，如用到 30g 疗效会满意；背痛加北沙参、狗脊；胁痛加姜黄、瓜蒌、土鳖虫、乳香；腰脊痛加寄生、狗脊；骶骨、骨盆加地龙；左下肢加鹿角胶；右下肢加虎骨；下肢加独活；少腹痛加吴茱萸。针刺对缓解疼痛有一定疗效，多采用辨证＋远端取穴＋近端取穴＋经外奇穴，若配合子午流注选穴效果更好。药灸脐部可止痛，蜈蚣 2 条，白屈菜、徐长卿、川乌、延胡索各 15g，麝香 3g。以上诸药粉碎后研末，过筛，黄酒调匀成膏，敷于脐部，外用艾条灸脐部药物，每次 2 小时以上，灸后用伤湿止痛膏封闭固定药物，24 小时更换一次。急性疼痛可用细辛研末喷鼻止痛，一般 1~2 分钟后可使疼痛缓解。刺血拔罐对缓解急性疼痛效果很好，止痛快而且维持时间长。或者用阴证外用药物加乳香、没药各 90g 外敷肝区。很多医者害怕肝区敷药会引起肝破裂出血，实则不然，肝区敷药不仅能止痛而且可使肿物稳定或缩小。

肝癌常引起不明原因发热，用生石膏 30~60g，生山药 15g，麦冬 30g，花粉 30g，生地黄 20g，玄参 15g，沙参 15g，薄荷

10g，佩兰 15g，冬瓜仁 15g，大青叶 20~30g，板蓝根 20~30g，每日 1 剂，水煎服。若高热仍不退，上方加羚羊角粉 0.5g 或水牛角粉 10g，或加安脑丸、安宫牛黄丸。当然小柴胡汤、栀子豉汤、安宫牛黄丸、逍遥散、补中益气汤皆可退热，只要抓准主症，这些方药自然药到热退。有关小柴胡汤、栀子豉汤、安宫牛黄丸、逍遥散、补中益气汤退热应用体会，在后面发热诊治章节有专门论述。

恶心呕吐，不进食水（胃瘫）：西医常用红霉素 500mg，静脉滴注；胃复安、激素、维生素 B_6、5-HT$_3$ 阻滞剂、高渗糖等，效果并不满意。中药熟地黄、山萸肉、茯苓、牡丹皮、山药、陈皮、半夏、附子 (先下)、肉桂、干姜、竹茹、生赭石、黄连、吴茱萸、生姜、大枣，每日 1 剂，水煎服，往往 1 剂就出现转机。如配合脾俞、胃俞刺血拔罐效果会更显著。

呃逆：肝肿大压迫膈肌会引起顽固性呃逆，用针刺天突穴、旋覆代赭汤加减有效。药用旋覆花 20g、生赭石 50g、生龙牡各 50g、柿蒂 50g、党参 30g、姜半夏 20g、大枣 15g、生姜 15 片、赤芍 20g，久泡 1 小时，急煎 15 分钟，含漱频服，日 1 剂。

对于肝转移患者，应在辨证基础上常加当归、白芍、黄芪、龟板、蜈蚣等补肝之品，也取得了较好疗效。

在治疗肝癌同时，还强调调情志、进食清淡营养品、注意休息等，此对肝癌治疗与恢复有一定意义。

（五）其他疗法

原发性肝癌脾功能亢进脾大时可在膈俞、肝俞、脾俞、胃俞刺血拔罐治疗，数次后可见脾脏缩小。

中西医结合治疗原发性肝癌是我国独创且行之有效的方法，能提高生活质量、延长生存期。中药不仅仅是对症治疗，而且在抑瘤方面取得了显著成绩。中西医结合应在防治小肝癌术后复发转移、建立更合理有效的综合治疗方案等方面集中精力深入研究。

三、典型病例

案1 原发性肝癌合并黄疸、门静脉癌栓、腹水验案

马某，男性，50岁，河北省唐县人。

主因"腹胀双下肢水肿15天"于2001年2月25日收住院，患者15天前无明显诱因出现进食胃脘胀痛、腹胀、双下肢水肿，未引起重视，继而尿黄、目睛黄染而就诊，入院时见腹胀、双下肢水肿、黄疸、疲乏、纳少，口干，胁痛，舌暗红，苔黄，脉细滑，查全身肌肤及巩膜黄染，面部满布蜘蛛痣，肝大，于锁骨中线肋下5cm可及，中等硬度，无结节，触痛，蛙状腹，移动性浊音，腹围106cm（＋）。腹部CT示：①肝左右叶大片轻度不均匀强化灶，门脉期消退，考虑为肝癌；②门静脉癌栓形成，大小约3.0cm×2.0cm；③脾大，腹水。腹部超声：下腹部探及大片液体，最大厚度8cm，有肠管漂浮。AFP-257ng/ml。

此为肝癌晚期，证属肝阴不足、血瘀水停，治当养阴活血、温阳利水。

药用：大生地15g、北沙参15g、山萸肉15g、莪术10g、凌霄花12g、川椒目12g、当归10g、生黄芪40g、桂枝10g、郁金10g、龟板15g、大腹皮10g、茯苓皮15g、茵陈15g、炒栀子10g、龙葵20g，配合应用艾迪注射液、金龙胶囊、华蟾素片，并予细辛3g、川椒目10g、龙葵10g、桂枝10g、黄芪10g研细末，取3g敷脐部，艾灸脐部药粉。

7日后腹水明显减少，黄疸渐退，胁痛、胃脘胀痛消失，饮食

明显好转，但见午后低热。

上方加银柴胡 10g、青蒿 10g、知母 10g、牡丹皮 10g 后热退。

经 40 天治疗诸症消失，体重增加，腹围 89cm，移动性浊音
（–），肝于锁骨中线肋下 2cm 可及。

腹部增强 CT 示：①肝脏在动静脉期不均匀强化，考虑弥漫性
肝癌可能；②脾大，少量腹水。6 月 6 日腹部 B 超示：①肝内回声
不均匀，肝大，早期肝硬化表现；②脾大，少量腹水。AFP29ng/ml。
6 月 20 日腹部增强 CT 示：①脾大；②肝损伤。与老片比较，低密
度病灶消失，考虑脂肪肝。8 月初已重新恢复正常工作。12 月 2
日腹部 CT 未见异常。至今随访无病健在。

案 2 原发性肝癌验案

周某，男，53 岁，山东省夏津人。

主因"进食胃痛伴呕吐 3 天"于 2003 年 3 月在当地医院检
查，腹部 CT 示："肝右叶占位，肝癌可能性大"，AFP500ng/ml，
考虑为原发性肝癌，在山东省某医院行肝动脉栓塞化疗，因骨髓
抑制明显同时肝动脉栓塞化疗效果不佳于 2003 年 5 月 7 日来就
诊，就诊时患者一般情况尚可，食欲差，口干明显，肝区闷胀，
大便干燥。

辨证为肝肾阴虚、气滞毒聚。

药用：生地黄 30g、当归 30g、白芍 30g、党参 15g、炙黄芪
30g、龟板 20g、蜈蚣 3 条、干姜 10g、桂枝 10g、酒大黄 10g、虎
杖 30g、壁虎 30g、龙葵 15g、鸡内金 30g，每日 1 剂，水煎服，
配合口服金龙胶囊。

经中西医结合治疗 1 个月后症状消失，之后坚持服用中药，
2004 年 8 月复查腹部 CT 提示肝脏肿物消失，只留有少量碘油沉
积，见图 7 和图 8。

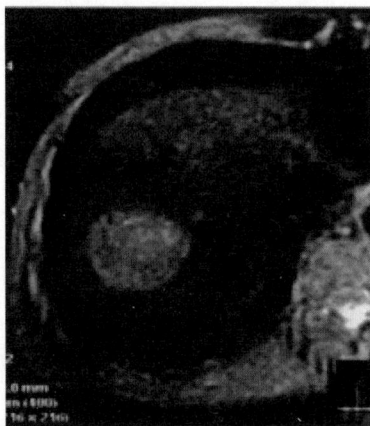

图7   2003年4月17日
治疗前 腹部CT

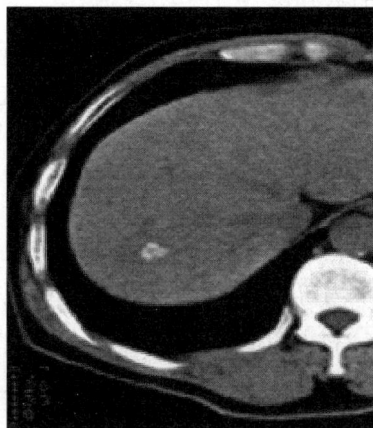

图8   2004年8月11日
治疗后 腹部CT

案3   原发性胆管细胞癌验案

谢某，女，78岁，北京人。

2005年夏在北京某著名大医院肝胆外科行胆管细胞癌切除术，因患者年岁大未行其他治疗，经人介绍找笔者中药治疗，就诊时患者形体偏瘦，一般情况尚可，轻微口干苦、大便略干、时头晕，脉弦细。

辨证为肝肾阴虚、肝阳夹痰上亢。

药用：白芍30g、当归30g、生地黄30g、生赭石（先下）60g、珍珠母（先下）30g、川椒目10g、桂枝10g、胆南星15g、郁金15g、陈皮10g、清半夏10g、龟板20g、蜈蚣3条、茯苓30g、焦槟榔30g、鸡内金30g、壁虎20g，每日1剂，水煎服，配合金龙胶囊。

前后据症加减3年，复查未见复发转移，2010年在该手术医院检查时被肝胆外科主任称为该医院治疗最成功的胆管细胞癌患者。目前该患者还健康生存，只是血压偏高，无其他不适。

胆管细胞癌患者饮食要十分注意，不能进冷、硬、油炸、高脂饮食，否则容易引起黄疸、发热、出血等症状。

附：金龙胶囊结合辨证用药治疗原发性肝癌 62 例观察

原发性肝癌是常见的恶性肿瘤，我国主要分布在沿海地区。目前对于中晚期原发性肝癌缺乏有效的治疗手段，探讨应用中医中药治疗原发性肝癌，提高生活质量、延长生存期具有积极意义。笔者自 2001 年至 2005 年应用金龙胶囊结合辨证用药治疗中晚期原发性肝癌 62 例，取得较好疗效，现将结果报告如下：

（一）材料与方法

1. 一般资料　62 例中晚期肝癌患者中，男性 46 例，女性 16 粒；年龄 26~72 岁，平均 52.6 岁；有病理证实者 22 例，其他为临床症状加 B 超和 CT 或 CT 加肝动脉造影，结合 AFP 检测作出诊断。AFP>400ng/ml 者 38 例占 61.2%，有肝炎肝硬化病史者 43 例占 69.4%。合并门静脉癌栓者 23 例，合并腹水者 29 例。结节型 15 例，巨块型 22 例，弥漫型 25 例。TNM 分期 II 期 39 例，III 期 23 例。这些患者临床表现为口干或口干苦，或胁痛、腹胀、纳少、梦多，腹泻或便秘，舌暗红或淡红、少苔，脉弦细。

2. 治疗方法

（1）金龙胶囊（北京建生药业公司出品）每次 4 粒，每日 3 次，60 天为 1 疗程，共用 2 疗程。

（2）中药辨证处方：基本方：生黄芪 20~30g、大生地 15~20g、山萸肉 15~20g、龟板 15g、川椒目 12g、桂枝 10g、大腹皮 15g、龙葵 15~20g、鸡内金 20g、白术 10g、当归 15g、白芍 15g、蜈蚣 2 条，每日 1 剂，水煎服。

加减：肝区痛者加郁金 15g、白屈菜 30g、鼠妇 40g、延胡索 15g；黄疸者，茵陈 20g，配合芒硝 1g、枯矾 1g 冲服；低热者加青蒿 15g、地骨皮 15g、银柴胡 15g 或安脑丸 1 丸，每日 2 次；腹水者予细辛 10g、川椒目 15g、龙葵 15g、桂枝 10g、牵牛子各 10g、生黄芪 30g，诸药研细末取少许醋调敷脐部，外置生姜灸，每日 1 次，每次 2 小时；腹泻去生地黄、大腹皮，加炙甘草 30g、赤石脂 15g 或五倍子研末醋调敷脐部；便秘加生大黄 10g、炒莱菔子 20g；便血或呕血加土大黄 20g、蒲黄炭 15g、血余炭 15g、烧干蟾 10g，出血急量大者急予善得定静脉滴注、凝血酶和肾上腺素加入冰盐水频服等处理。

3. 观察指标

（1）临床症状改善情况：重点观察口干或口苦，或胁痛、腹胀、纳少、梦多，腹泻或便秘等症状及腹水消失情况。

（2）瘤体变化情况：按 WHO 制订的近期疗效标准进行评价，分为完全缓解（CR）、部分缓解（PR）、稳定（NC）、恶化（PD）。

（3）生活质量变化：治疗后卡氏评分较治疗前 ≥ 10 分者为提高，≤ 10 分者为下降，两者之间为稳定。

（4）AFP 变化：AFP>400ng/ml 者 38 例患者降至正常。

（5）生存期：统计 3 个月、6 个月、12 个月、18 个月、24 个月、30 个月、36 个月生存例数。

（二）治疗结果

1. 临床症状改善情况　症状完全消失者 20 例，部分改善者 30 例，无改善者 12 例，症状改善率 80.7%。29 例腹水患者完全消失者 12 例，部分消失及稳定者 9 例，恶化者 8 例。说明金龙胶囊结合辨证用药能改善原发性肝癌临床症状。

2.瘤体变化情况 62 例患者 CR6 例，PR21 例，NC25 例，PD10 例，有效率 43.5%。同时观察到服药 20 天，约 50% 的肿瘤可见缩小。以上说明金龙胶囊结合辨证用药能较好地控制稳定瘤体，甚或消灭肿瘤。23 例门静脉癌栓患者 18 例癌栓消失，占 78.3%，说明中药治疗门静脉癌栓有较好的疗效。

3.生活质量变化 治疗后生活质量提高者 39 例，占 62.9%；稳定者 15 例，占 24.2%；下降者 8 例。说明金龙胶囊结合辨证用药能明显提高原发性肝癌患者的生活质量。

4.AFP 变化 AFP>400ng/ml 者 38 例患者经过 4 个月治疗降至正常者 15 例，占 39.5%。其他部分患者 AFP 滴度皆有不同程度的下降。说明金龙胶囊结合辨证用药亦可降低 AFP。

5.生存期 生存 3 个月者 61 例、6 个月者 52 例、12 个月 33 例、18 个月 28 例、24 个月 20 例、30 个月 11 例、36 个月 7 例。生存最短者 2 个月，最长者 54 个月至今生存。平均生存 19.6 个月。说明金龙胶囊结合辨证用药不仅取得了较好的近期疗效，也取得了较好的远期疗效。

（三）讨论

早期原发性肝癌的治疗首选手术，但我国绝大多数患者就诊时已为中晚期，失去手术机会。治疗多数采用支持对症治疗为主。传统医学认为，癌之病因为癌毒，治疗当"以毒攻毒"；又认为病至肝癌，正气日离，痰湿、癌毒结聚，正虚邪实，治疗既需祛邪（以毒攻毒）又当扶正。但中医药治疗肝癌的关键，不仅仅是消除癌肿的本身（祛邪），重要是在整体观念指导下恢复肝脏的生理功能，只有从肝虚论治（扶正）才能阻止肝癌的发生发展、导致部分肿瘤消失，也即正气恢复（功能恢复）邪气乃去。正气不足主要表现有两种类型，即肝阴不足、肝脾两虚，不管哪种类型临床上皆存在肝阴血不足之征。邪实为痰湿、癌毒结聚，是肝虚的病因及病理产物。故治疗肝癌之法不外养阴血、补脾气、理气活血、以毒攻毒、通利二便、清热等几种治法联合应用，在改善内环境基础上抗癌。金龙胶囊中鲜壁虎、鲜小白花蛇具有较强的解毒散结、祛瘀通络作用，临床及实验皆证实其有较强的抑瘤作用，是驱邪之要药；辨证用药具有养阴血、补脾气、利尿作用，可改善其内环境。金龙胶囊结合辨证用药具有扶正祛邪作用，临床观察，其症状改善率为80.7%，腹水消失率41.4%，瘤体有效率43.5%，门静脉癌栓消失高达78.3%，同时使62.9%患者生活质量提高，平均生存时间为19.6个月。

综上所述，金龙胶囊结合辨证用药从扶正祛邪的角度发挥中医治疗中晚期肝癌的作用，充分体现了中医药治疗肝癌的优势，减轻了症状，提高了生活质量，缩小稳定瘤体，甚或使瘤体消失，延长了生存时间，此为中晚期肝癌的治疗提供了较好的治疗思路与方法。

第六章　胰腺癌诊治

一、对现代医学胰腺癌个体化治疗的认识

对于胰腺癌治疗的权威指南，笔者一直持有不同的看法，个人认为虽然吉西他滨是治疗胰腺癌的主要化疗药物，但力量较弱，远不及培美曲塞，所以吉西他滨多配合特罗凯等燥热药物，疗效会有提高。事实上培美曲塞、伊立替康都将对胰腺癌有较好疗效，而且不仅特罗凯，其他靶向治疗药物也将应用于胰腺癌。

胰腺癌应分为胰头癌、胰体尾癌两部分，从中医理论来看，胰头癌容易出现阳黄性质偏热，胰体尾癌包绕大血管性质偏寒，但皆夹有湿邪。胰头癌用吉西他滨、培美曲塞、伊立替康加较小剂量的奥沙利铂，或紫杉醇等凉药，效果会好。而胰体尾癌用目前方案比较适宜，吉西他滨加厄洛替尼是不错的选择。

二、对中医学胰腺癌诊治的认识

对于胰腺癌的辨证，笔者从临床表现分析认为属于厥阴病。临床应用取效甚捷，不妨把个人观点介绍给大家，共同探讨。

（一）病因病机

笔者对目前许多人的胰腺癌辨证思路不敢苟同，原因是大家

没有摸透胰腺癌的病因病机，所以疗效不佳。笔者对胰腺癌认识来自于用乌梅丸治疗胰腺癌化疗后极其顽固的腹泻患者，不仅腹泻好转，而且疼痛减轻，体重增加。恰似"众里寻他千百度，蓦然回首，那人却在灯火阑珊处"的感受，原来胰腺癌竟然是厥阴病！

为此我曾对中日友好医院 2002 年 9 月至 2008 年 9 月住院治疗的、有明确诊断的 111 例胰腺癌患者的首发症状、就诊症状、肿瘤部位、肿瘤分期进行统计，总结不同分期、不同部位胰腺癌患者的首发症状、就诊症状出现的频率，分析症状与肿瘤分期、肿瘤部位有无相关性。结果为：胰腺癌的常见首发症状为上腹饱胀不适（52.25%），上腹痛（40.54%），纳差（38.74%），消瘦（26.12%），腰痛（18.02%），乏力（17.11%），黄疸（15.32%），腹泻（10.81%），肩背痛（7.21%）；就诊症状为上腹痛（57.66%），消瘦（45.95%），上腹饱胀不适（36.04%），纳差（31.53%），黄疸（21.62%），便秘（17.12%），乏力、肩背痛（15.32%），腰痛、恶心呕吐、腹泻（10.81%）。其中仅黄疸这一症状在胰头癌患者明显高于胰体尾癌（$P<0.05$），上腹不适、上腹痛、纳差、消瘦、腰痛、肩背痛、乏力、恶心呕吐、口干、便秘、腹部肿块、发热症状在不同分期，不同部位的肿瘤没有差异性（$P>0.05$）。结论：胰腺癌患者常见的症状多为：上腹不适，上腹痛，纳差，黄疸，消瘦，腰痛，肩背痛，乏力；病程中常出现便秘或腹泻，腹部肿块，口干，恶心呕吐，发热等；黄疸表现在胰头癌患者明显高于胰体尾癌，其余症状与肿瘤分期、肿瘤部位没有相关性；胰腺癌的主要临床表现与《伤寒论》的提纲所述症状相符，伤寒论厥阴病提纲所述"厥阴之为病，消渴，气上撞心，心中疼热，饥而不欲食，食则吐蛔。下之利不止"。将胰腺癌的主要症状与厥阴病提纲对照来看，其中上腹饱胀不适、上腹痛、食欲下降、腹泻均符合厥阴病的临床表现。厥阴病的本质是肝阳虚，导致寒热错杂。肝主春，肝为阴尽阳生之脏，寒乍尽，阳始生，犹春之寒乍尽，阳始萌。肝中之阳，乃春生少阳之气，始萌未盛，故易受戕伐而肝阳馁弱，形成脏寒。然又内寄相火，相火郁而化热，于是形成寒热错杂之症。消渴、气上撞心、心中疼热三症，乃相火内郁而上冲所致。肝阳虚馁不得疏土，则有饥不欲食、食则吐蛔、下之利不止，此为脏寒之征。据此，胰腺癌主要病机为肝阳不足。此外，胰腺癌极易肝转移，"正气存内，邪不可干"，此可佐证胰腺癌主要病机是肝气不足。同时发现胰腺癌容易周围浸润及淋巴结转移，这符合中医痰湿表现，可以说胰腺癌肝阳不足是本，寒湿内盛夹热瘀是标。可考虑从厥阴病治疗胰腺癌。

（二）辨治要点

目前治疗胰腺癌的药物多为清热利湿散结中药，偶有症状改善、瘤体稍微缩小，医者便津津乐道，其实不然，中医药治疗胰腺癌仅仅症状改善、瘤体稳定是不够的，必须瘤体消失方无后顾之忧，瘤体消失必须温阳散寒、祛湿散结并举，祛湿散结以祛其邪，温阳散寒以扶其正，寒湿得去正气易扶，肝阳得扶寒湿易去，两者相得益彰。

众所周知，乌梅丸是厥阴病的主方，在温肝的基础上调其寒热，寒热并用。同样乌梅丸也适合胰腺癌的肝阳不足、寒湿夹热之证。肝藏血，主疏泄，体阴用阳。体阴是指肝藏阴血，以滋养肝体、涵敛肝阳、化生胆汁；用阳是指肝的功能而言，是以肝阴为物质基础的。乌梅味酸，性温，入肝经，敛肝柔肝，且具有生发之性，但不能生血，故配以当归温补肝血，二者同补肝体，可助肝阳之用。人参益肝气，附子、干姜、细辛、桂枝、川椒五味辛热之药配合人参以温阳益肝之用。肝之阳气在生长阶段易郁而化火，故加黄连、黄柏清火热之邪。且黄连配附子，一清热燥湿一温阳化湿，湿热可尽除。干姜、川椒温中，可化中焦寒湿。细辛、黄柏合用起沉寒、清湿热。桂枝温心阳，推动阳气上升。

简单的慢性胰腺炎用乌梅丸就可解决，但胰腺癌属沉寒痼冷之疾，非乌梅丸原方所能胜任。胰腺癌较之一般厥阴病，肝阳更虚、寒湿更重，同时兼有癌毒、邪热、血瘀。方中可加用生黄芪补一身之气血且擅长补肝气。结合胰腺癌易出现肝与淋巴结转移的特点，在治疗时加用养肝之药白芍，与当归共用养肝血、调肝气，减少肝转移的机会；淋巴结属中医"痰核"，病因多为寒湿、痰凝，乌梅丸中已有大量温阳散寒燥湿之品，可再加猫爪草、海浮石、蜈蚣等化痰祛风之品治疗淋巴结转移。肿瘤形成的根本原因虽然在于正气不固，但肿块形成必有毒邪蕴结，在治疗过程中，仅用温阳散寒祛湿药物实难奏效，非攻不可中病，当予以毒攻毒之药，可选用蟾皮、壁虎、斑蝥、龙葵、蜈蚣、小白花蛇等，"以毒攻毒"之药多伤气、伤胃，术后无瘤者及体弱者用药宜少、用量宜轻、用药时间宜短；肿瘤发展迅速、体壮者可选2~3种药物，量可大。胰腺癌多伴疼痛，说明血瘀是胰腺癌形成的主要病因之一，加乳香、没药以活血化瘀，而且活血类药物可助肝之用，促进肝脏疏泄功能恢复，肝脏疏泄功能恢复，瘀毒结聚宜除，且痰湿、瘀毒不易结聚。

总之，胰腺癌的治疗应温阳散寒、燥湿散结为主，或清热化瘀。

（三）个体化治疗

胰腺癌的个体化治疗主要根据原发部位、转移灶、合并症加减。

1. 据原发部位加减 位于胰头者，湿热较重，加茵陈、金钱草、柴胡、黄芩；位于胰体胰尾者偏寒湿，加川乌、草乌。

2. 据转移灶加减 胰腺癌容易肝、淋巴结、肺、骨转移，如出现肝转移应加强滋阴养血药物，如山萸肉、麦冬、当归、白芍等；淋巴结转移加强化痰散结药物，如土茯苓、胆南星、姜半夏、白芥子等；出现肺转移多在外周，加强补肺养阴药物，如炙黄芪、知母、升麻、海浮石等；出现骨转移多为有热瘀，加黄芩、土鳖虫、补骨脂等。

3. 据合并症加减 胰腺癌容易出现腹水、黄疸、胃瘫、疼痛等，出现腹水、黄疸、胃瘫参考肝癌等相关章节；出现疼痛可用刺血拔罐解决。

（四）基本方药

中药基本方：乌梅30~60g 当归15g 细辛3g 川椒6~10g 桂枝15g 黄连3~10g 黄柏10~15g 党参15g 干姜10~15g 制附片10g（先下） 白芍20g 生黄芪30g 壁虎30g（打） 猫爪草30g 海浮石50g 乳香10g 没药10g 鸡内金30g，水煎服，每日1剂，分2次服用。

加减用药：黄疸者加茵陈15g，配合芒硝1g、枯矾1g冲服；上腹疼痛、腰痛甚者加痛点刺血拔罐；便秘者加酒大黄10g；上腹胀者加厚朴10g、大腹皮15g；湿重口干甚者加薏米30g、苏梗15g，湿气化则口干缓解；食欲差者对脾俞、胃俞、足三里刺血拔罐艾灸；腹泻者加赤石脂15g、石榴皮15g，同时加大乌梅用量至60g；恶心呕吐者加旋覆花15g、代赭石15g；气虚乏力甚者加艾灸气海、关元；阴虚甚者加知母15g；瘀血甚者加莪术10g，水蛭6g；合并腹水者加大腹皮15g、龙葵10g，去川椒易川椒目10g，同时予细辛3g、川椒目10g、龙葵10g、桂枝10g、生黄芪10g共研细末敷脐部，外置艾灸，每日1次，每次2小时。而且结合整体辨证外用温阳化痰软坚散结之品，药用川乌、草乌、海藻、海浮石、川椒、猫爪草、胆南星、山慈菇、壁虎、肉桂各90g，麝香1g，浓煎外用，每日4~8小时，对消瘤、缓解疼痛、治疗腹水都有很好的效果。金龙胶囊剂对胰腺癌有较好的抑瘤作用。

（五）其他疗法

刺血拔罐艾灸疗法治疗胰腺癌患者食欲差、疼痛、胃瘫有很好疗效，选穴为脾俞、胃俞、肾俞、肝俞、胆俞、大肠俞等。

三、典型病例

案1　胰腺癌瘤体消失验案

王某，61岁，河南省濮阳人。

2009年1月初出现餐后上腹部胀满，嗳气后腹胀减轻，全身皮肤黄染，伴乏力、消瘦，无发热，无腹痛、腹泻，黑便等，就诊于平顶山某医院予"奥美拉唑"等药物治疗后，症状减轻。后因全身皮肤黄染加重查腹部B超及MRI检查发现胰头占位，CA199：360U/ml（正常值0~39U/ml），行剖腹探查发现肿物接近血管无法手术切除，只行"胆肠吻合术"，术后恢复可。

2009年3月3日首诊于笔者科室门诊，一般情况可，惟口干，喜热饮，余无明显不适，饮食可，二便调，睡眠可。发病以来体重下降约10kg。既往有"慢性胃炎"病史4年余。查体：巩膜轻度黄染，心肺腹查体（−）。舌红，少苔，脉细弦。双手甲印8个。

中医辨证为肝阳不足，寒湿内盛夹热。具体方药如下：

乌梅50g、细辛3g、川椒6g、当归15g、桂枝10g、黄连3g、黄柏10g、党参15g、制附片（先.）10g、生黄芪30g、虎杖30g、蜈蚣 3 条、大腹皮 15g、白芍 30g、当归 20g、山萸肉 20g、守宫 30g，水煎服，每日 1 剂。配合川乌 90g，草乌 90g，海藻 150g，海浮石 150g，川椒 60g，猫爪草 90g，胆南星 90g，山慈菇 120g，壁虎 120g，肉桂 90g，浓煎外用，每日 1 次。同时金龙胶囊口服。

2009 年 3 月 23 日于北京某医院行腹部 B 超示：胰腺回声不均，胰头钩突明显增大，范围约 5.6cm×3.6cm，回声增粗不均，边界不清，与下腔静脉分界不清；肝内胆管积气，胆囊积气；盆腔肠间隙少量积液；CA199：115.7ku/L（正常值：0~37ku/L）。3 月 31 日再诊诉：惟口干仍不缓解，查体：舌暗红，苔薄，脉弦细；上方加茯苓 30g、莪术 10g，配合血府逐瘀汤，其他药继用。复查 B 超：胰头结构大小为 23cm×11mm，稍低回声，边界不清，病灶继续缩小。2009 年 10 月 13 日再诊诉易腹泻，日数次，口干，无腹痛，舌暗红，苔薄，脉细弦略躁。

于 3 月 3 日方去大腹皮、当归，易黄柏 15g、加石榴皮 15g、厚朴 10g，期间出现皮肤瘙痒加何首乌 30g、防风 10g 以养血祛风，其他药继用。

患者坚持口服中药 1 年余，CA199 一直正常，2010 年 6 月 1 日于平顶山某医院复查上腹部 MRI 示：胰头癌胆肠吻合术后，胰头不大，结构紊乱，肝、脾未见异常。现一般情况可，无不适主诉，舌暗红，苔薄，脉细弦大。

继予 2009 年 3 月 31 日方去黄柏、大腹皮、当归加石榴皮 15g、莪术 10g、吴茱萸 5g、白芥子 6g、干姜 10g；其他药继用。至今还坚持门诊疗。

案 2　刺血拔罐治疗胰腺癌患者疼痛剧烈验案

李某，60 岁，河南人。

患胰腺癌，曾以慢性胰腺炎伴假性囊肿治疗 3 年，2009 年病情加重，出现呕吐胃内容物，剖腹探查后发现，胰腺癌浸润到胃并肝转移，因为疼痛行放疗，放疗和口服奥施康定30mg（每日2次）未能缓解疼痛。背部某一部位因疼痛反复揉搓出现2个拇指大的色素消失点，2009年10月21日就诊时腰呈弓形不能伸直，予胰俞、肝俞、脾俞、胃俞等穴位刺血拔罐治疗后，20分钟后疼痛明显缓解，腰能伸直。

第七章　食管癌诊治

一、对现代医学食管癌个体化治疗的认识

　　国外食管腺癌患者较多，而我国食管鳞癌患者较多，目前国外尚无大宗的食管癌临床观察证实哪个化疗方案分别对鳞癌、腺癌有优势。所以治疗食管癌可以参考肺癌的鳞腺癌化疗方案选择。目前靶向治疗药物治疗食管癌主要选用腺癌患者，如食管癌患者无论何种类型出现阳虚者都可以应用吉非替尼、厄洛替尼。

　　如临床实在辨别不清，可用运气学来帮助用药，根据出生时运气学结合发病时运气学得出影响发病的主要因素，来确定患者食管病变是痰热还是寒湿，如此用药效果会好一些。

　　中医认为食管癌是"三阳结谓之膈"，食管癌为寒痰、火热、阴虚燥热三者结聚而成，所以食管癌的治疗颇为棘手。从理论上大胆预测：食管癌可选用奥沙利铂、紫杉醇等寒药去热，伊立替康、吉西他滨、厄洛替尼等热药去寒痰，选择药物时应该寒热并用，同时结合患者体质决定化疗药物剂量。遗憾的是目前没有养阴血的化疗药物，肿瘤分期是治疗方案选择的重要因素，为了更准确分期，必须了解食管癌容易转移的部位，食管癌容易食管旁、颈旁、锁骨上下区、膈肌旁、胃左侧、贲门旁、腹腔淋巴结转移，以及肺、肝、骨等转移。应进行的必要检查，有查体、血常规、

血生化、肿瘤标志物（CEA、CA199 等）、胃镜、胃镜超声、胸片、胸部及上腹部 CT、骨扫描、骨穿活检、PET-CT 等。

二、对中医学食管癌诊治的认识

食管癌古称膈证，《内经》云："三阳结谓之膈"，历代医家对此解释不一，但各家解释难以服众，笔者在临床中对食管癌患者运气学做了初步分析，认为膈证是由少阳或少阴、阳明、太阳互为病因病机而发病的，临床从火、燥、寒水论治效果满意。

（一）辨治要点

《素问·阴阳别论篇第七》云："二阳结谓之消，三阳结谓之膈"，"结"为气血不舒畅之意没有异议。但对此处"三阳"概念王冰、马莳、张志聪等人认为是手足太阳经，是按内经一阳少阳、二阳阳明、三阳太阳而论的，这与前面"二阳结谓之消"容易对应，注解中对二阳、三阳为病的解释有许多牵强附会之处，不被临床所认同。笔者认为三阳结是一阳、二阳、三阳互结容易形成"膈证"，这比较符合临床，一阳为少阳相火，主火；二阳为阳明燥金，主燥；三阳为太阳寒水，主水，三阳结为痰水火燥互结而发病，这符合食管癌的病机特点。缓解食管癌梗阻用庆大霉素、6542 口服，庆大霉素去火，6542 抑制腺体分泌祛痰，与中医病机不谋而合。另外从运气学角度看，绝大多数食管癌患者生辰一阳、二阳、三阳并存，这也佐证了一阳、二阳、三阳互结形成膈证。

有人会问"二阳结谓之消"的"二阳"是哪两个"阳"，笔者认为一阳二阳结、二阳三阳结、一阳三阳结，这几种情况皆符合消渴的病机。

既然水火燥互结为食管癌的病机，那么治水必化痰利水散结、治燥必养阴润燥、治火必清热解毒，化痰散结、利水养阴、润燥清火是食管癌的治疗大法，历代医家都遵从这一点。历史上许多医家认为精血不足与噎膈形成密切相关，主张大补阴血，这一点对晚期食管癌患者有一定治疗价值。

笔者在《黄金昶中医肿瘤辨治十讲》一书的三焦辨证部分，谈到了位于胸腔肿瘤有胸腔肿瘤特点，胸居阳位，胸阳不足，易为痰浊上蒙。心肺居胸中，心为太阳，胸部患病容易胸阳不足；肺主气通调水道，胸部疾病容易气滞、气阴不足。胸阳不布、气阴不足、痰浊上蒙是食管癌的主要病机。然而临床可见食管癌患者舌质多紫暗，说明存在瘀血，这与久病多瘀密切相关。食管癌患者古称噎膈，容易呕吐、进食哽噎，此为胃失和降表现，可以说食管癌不同于胸腔肿瘤的是兼有胃的因素。食管癌患者多消瘦，古代归为虚损范畴，《医门法律》指出"治法当以脾肾两脏为要，肾乃系元气者也，脾乃养形体者也。凡虚损久病理脾无起色者，莫不与肾有关。且肾阴虚者远较肾阳虚者为多。治疗之关键在于固精"，治疗食管癌补肾非常重要。由此可见，痰、气、瘀、毒、燥是致病之邪，肺、胃、脾、肾失调是病之本。治病之法为益气养阴润燥、和胃祛痰、化瘀解毒。

既然食管癌是由虚引起，补虚是治本之道。补虚以补肺润燥、健脾益气、补肾养阴佐以温阳，补肺润燥用百合、沙参、麦冬，健脾益气用黄芪、党参、白术、茯苓、甘草、陈皮，补肾养阴用熟地黄、当归、阿胶，温阳用细辛、干姜、附片。

邪实为痰、气、瘀、毒、燥，是正虚的病因及病理产物，也是疾病发展的重要诱因。其中痰为邪气之首，是食管癌最常见的病理产物和致病因素，瘀、毒、燥多为痰所生或为痰所伴，所以在食管癌治疗中宽胸化痰非常重要，宽胸化痰药物为瓜蒌、黄药子、半夏、胆南星、郁金、甘遂、红芽大戟、芫花等，十枣汤祛痰非常迅速；除用宽胸化痰药物外，补脾肺肾皆有助痰消，古称"肾为生痰之本，脾为生痰之源，肺为贮痰之器"，肺润则水道调畅痰不易生成，脾健后痰无源可生又助胃降，肾足后痰无根易消。血瘀宜活血化瘀，选用莪术、威灵仙、蜈蚣、水蛭等，血不利则为水，活血即能祛瘀，又能利水化痰。癌毒当以毒攻毒，肿瘤形成的根本原因虽然在于正气不固，但肿块形成必有毒邪蕴结，在治疗过程中，仅用扶正化痰活血类药物实难奏效，非攻不可中病，当予以毒攻毒之药，选用壁虎、斑蝥、蟾皮、黄药子、硇砂、土鳖虫等。传统医学认为"痞坚之下必有伏阳"，且胸居阳位易为火扰，故应佐加清热之品，如金银花、瓜蒌、炙杷叶、石斛等等。食管属胃，应加和胃药物，如半夏、怀山药、炒谷芽、焦山楂、旋覆花等。

当然临床也常见寒水凝结者，症见疼痛明显、饮证表现，舌淡紫，此时应在扶正祛瘀抗癌基础上加细辛、附片、干姜、吴茱萸、茯苓、泽泻等温阳化饮。

（二）个体化治疗

1. 据阴证、阳证加减　食管癌的临床表现分为阴证、阳证，阴证阳证的鉴别诊断参考《黄金昶中医肿瘤辨治十讲》部分内容，不论哪种类型治疗皆应润肺健脾、固肾化痰、祛瘀和胃，区别在于是清热还是化饮，阳证清热、阴证温阳化饮。

2. 据运气学加减　据生辰运气学或发病时运气学推断哪些因素是食管癌重要影响因素，辨证指导用药，疗效会有所提高。

3. 据转移灶加减　食管癌容易淋巴结、肺与肝转移，淋巴转移为痰湿流注加强化痰利湿；肝转移为血虚当补肝血；肺转移为肺气阴不足、痰湿不化，应加强补肺之气阴、化痰散结；多个脏器转移元气已大虚，应大补元气。

4. 据症状加减　食管癌患者可出现各式各样症状，临床可根据各种症状加减，后面对食管癌疑难症状处理有专门论述。

（三）基本方药

熟地黄 30g、砂仁（后下）10g、当归 20g、黄芪 30g、党参 15g、茯苓 15g、姜半夏 15g、瓜蒌皮 18g、黄药子 30g、蜈蚣 3 条、百合 30g、壁虎 30g、薤白 10g、莪术 10g、鸡内金 30g、山药 30g、麦冬 15g、干姜 10g，每日 1 剂，水煎服。

据症状加减：有肿物者加斑蝥 4 个、烧干蟾 5g；胸痛者加乳香 10g、没药 10g、姜黄 10g；胸闷者加檀香 15g、丹参 15g；呕吐加生赭石（先下）30g、柿蒂 15g；痰多者加青礞石 30g、炒黄芩 10g；便秘者加酒大黄 10g、焦槟榔 30g；食欲差者加焦山楂 30g、焦神曲 30g、藿梗 15g、苏梗 15g；偏寒饮者去茯苓、瓜蒌，加附片（先下）10g、细辛 3g、川椒 10g、吴茱萸 5g、茯苓 30g、泽泻 30g。

据转移灶加减：淋巴结转移，加海藻 30g、海浮石（先下）50g、地龙 15g、烧干蟾 5g；肝转移当归加至 30g、白芍 30g、山萸肉 30g；肺转移黄芪加至 50g、知母 20g、升麻 3g、海浮石（先下）50g、白英 20g、烧干蟾 5g。

特殊用药：出现梗阻，可用手术、放疗、激光、光动力学疗法或置入支架缓解症状。或用开关散：硇砂 0.6g、硼砂 1g、冰片 0.5g、皂刺 3g、人工牛黄 2g、玉枢丹 1.5g、沉香 1g、炒薏米 6g 等，研细末，以上为 1 日量，分多次以水少许调成糊状徐徐下咽。注意含硇砂、硼砂制剂不能用于溃疡型、糜烂型食管癌。也可用含 5-Fu 的药液口服缓解症状。如不能接受上述方法，可用生理盐水、庆大霉素、盐酸山莨菪碱配成液体口服。如有大面积溃疡放疗前应置入支架，防止出现食管气管瘘。

食欲差或胃瘫时极易出现衰竭，用熟地黄、山萸肉、茯苓、牡丹皮、山药、陈皮、半夏、附子、肉桂、干姜、竹茹、生赭石、黄连、吴茱萸、生姜、大枣，水煎服，每日1剂，往往1剂知。可明显改善食欲、胃瘫。

顽固性呃逆：用旋覆花20g（包煎），生赭石、生龙牡各30g（先煎），柿蒂25g，党参20g，姜半夏15g，大枣10g，生姜3片，白芍15g。上药浸泡1小时，然后煎煮20分钟，含漱服用，每日数次，每日1剂。

（四）其他疗法

对脾俞、胃俞、肝俞等穴位刺血拔罐艾灸法对改善食管癌的呕吐、食欲差有很好疗效。对缓解食管癌、纵隔肿瘤放疗后食管气管瘘的症状也有较好作用。

三、典型病例

案1　食管癌服中药验案

王某，男，68岁。北京人。

2005年4月患食管低分化鳞癌ⅢB期，先行局部放疗，之后手术切除，因体质差，体重不足40kg，骨髓抑制明显，不能化疗只能口服中药，就诊时胸痛、食欲差、疲劳，脉细弦，舌紫暗。考虑脾肾两虚、痰瘀毒聚。

予熟地黄30g、砂仁（后下）10g、当归20g、黄芪30g、党参15g、茯苓15g、姜半夏15g、瓜蒌皮18g、威灵仙30g、蜈蚣3条、百合30g、壁虎30g、乳香10g、鸡内金30g、麦冬15g，每日1剂，水煎服。

1 个月后症状未见改善。仔细察其舌脉，六部皆沉弦，舌淡紫。

再次辨为阳虚饮结。予茯苓 30g、桂枝 15g、炒白术 15g、泽泻 20g、青礞石（先下）30g、干姜 15g、附片（先下）10g、炙黄芪 30g、党参 15g、细辛 3g、五味子 10g、壁虎 30g、蜈蚣 3 条、乳香 10g、没药 10g、枳壳 10g、川椒 10g、熟地黄 20g、当归 15g。配合金龙胶囊口服。

3 剂后症状缓解，阳气渐复。

后用茯苓 20g、桂枝 10g、炒白术 15g、青礞石（先下）30g、干姜 10g、附片（先下）10g、炙黄芪 30g、党参 15g、川椒目 10g、熟地黄 30g、当归 20g、山药 30g、生赭石（先下）30g、壁虎 30g、蜈蚣 3 条、莪术 10g，每日 1 剂。

在此基础上加减，体重增加，每年 3 次复查均正常，至今健在，仍在间断服药中。

案 2　食管癌痰多壅塞近窒息验案

孙某，男，52 岁，北京人。

该患者为食管上段癌，多次放化疗后，气管切开术后，食管多发肿瘤，家属通过熟人找到笔者，告知：患者生命垂危，痰多盈口，喘憋甚，面罩吸氧仍呼吸困难，半个月滴米未进，医院已下病危通知书。急则治标，患者痰多是病之急。

送控涎丹 5 包，每包 2g，每次 1 包，每天 1 次。

第二天上午告知，患者喘憋明显好转，痰明显减少，脸色好转，能进少量稀粥。

5 天后患者痰液很少，因肿瘤破溃不能进食固体食物，予康复新口服配合封髓丹等药，好转。

不久患者家属再次来咨询，展示手机所拍的照片，只见气管切开处肿瘤累累如菜花。

第八章　脑胶质瘤诊治

一、对现代医学脑胶质瘤治疗的认识

近年来，多项研究表明，贝伐单抗和伊立替康联用，脑胶质瘤患者的治疗应答率显著提升，无进展生存期和总生存期也有延长。这个结果是可靠的，为什么呢？脑胶质瘤属痰湿夹热，伊立替康偏燥可祛湿，贝伐单抗偏寒可祛热，所以两药联合对脑胶质瘤效果较好。

二、对中医学脑胶质瘤诊治的认识

对于脑胶质瘤的辨证，大家多认为肾虚痰风火上蒙清窍，有人效果好有人效果不好，缘由选药和剂量不准。这就是中医不传之秘，笔者在下面解开这个秘密。

（一）病因病机

一般认为，脑胶质瘤多由痰湿热毒夹风凝结所致，此与机体阴阳乖戾、脏腑失和有关。痰毒凝聚、肝风内动、气血郁结是其病理产物，正气亏虚为脑胶质瘤潜在的病理基础。治疗以祛风降逆化痰、活血通络散结为主。

（二）辨治要点

脑胶质瘤相对于其他肿瘤，辨证要容易些，脑胶质瘤不宜完全切除，与中医痰湿黏腻难除的性质有关，脑胶质瘤患者多为喜用脑之人，痰湿随肝气上达于脑，凝结日久阻络，治疗一般认为以祛风化痰、活血通络散结为主，同时配合补肝肾、和胃降逆。祛风化痰、活血通络重要，但和胃降逆补肾必不可少，否则无效或暂时取效。

（三）个体化治疗

1. 据阴证、阳证加减　脑胶质瘤的临床表现多为阳证，也可见阴证，阴证阳证的鉴别诊断参考《黄金昶中医肿瘤辨治十讲》相关内容，不论哪种类型治疗皆应化痰散结通络，区别在于是清热还是散寒，阳证清热解郁、阴证温化。

2. 据症状加减　脑胶质瘤患者可出现各式各样症状，临床可根据各种症状加减，后面对脑胶质瘤疑难症状处理有专门论述。

（四）基本方药

白蒺藜 15g、川芎 30~40g、清半夏 15g、藁本 10g、野菊花 10g、蜈蚣 6 条、全蝎粉 3g、僵蚕 10g、生赭石（先下）60g、怀牛膝 30g、黄芪 30g、党参 15g、壁虎 30g、胆南星 15g、郁金 10g、石菖蒲 10g、地龙 15g。生赭石、怀牛膝是降逆补肾之药，不可或缺。

据症状加减：头晕头痛，加芒硝（后下）20g、白芷 30g、细辛 3g，或痛时用鼻吸细辛末少许；活动障碍加龙马丹 1 粒，每日 1 次，睡前，或用制马钱子 0.3~0.9g，睡前蜂蜜水送服；恶心呕吐者，去清半夏，加旋覆花 15g、姜半夏 18g、姜竹茹 10g；疲乏无力加炙黄芪 50g、黄精 20g、枸杞子 15g、熟地黄 20g、砂仁 6g；视力障碍者加木贼草 10g、枸杞子 15g、青葙子 15g、密蒙花 10g、石决明 20g；听力障碍加灵磁石 20g。

特殊用药：脑水肿，用细辛、黄芪、川椒目、龙葵、葫芦巴、桂枝等药，研细末，水调成饼状，敷在百会，外用艾灸。

放疗后听力下降，可在下关处刺血拔罐。

吞咽困难，可在颈椎太阳经旁找结节，刺血拔罐。

三、典型病例

案 1　脑胶质瘤验案

王某，男，29岁，河北省泊头市人。

1999 年因脑胶质瘤术后 3 个月，放疗后半个月余就诊，术后病理为脑星形细胞瘤Ⅲ级，一般情况好，时头痛，4~5 天有癫痫发作，较轻微，持续 2~3 分钟，舌偏红，脉滑。

辨证为痰热夹风阻络。予川芎 30g、清半夏 15g、藁本 10g、野菊花 10g、蜈蚣 6 条、全蝎粉 6g、僵蚕 10g、生赭石（先下）30g、熟地黄 30g、党参 15g、壁虎 30g、胆南星 15g、郁金 10g、石菖蒲 10g。配合金龙胶囊 4 粒，每日 3 次。

前后中药调理 3 年余，无不适主诉。2010 年 11 月下旬介绍一脑瘤患者来诊，告知王某健在，正常工作。

案 2　滑膜肉瘤肺脑转移验案

王某，男，32岁，河北省沧州市人。

为左下肢滑膜肉瘤术后肺脑转移，2006 年 7 月就诊，服中药肉瘤未复发，肺转移灶稳定，但 2009 年 3 月初出现脑转移，因中药治疗脑转移灶效果不理想，患者在 2010 年 6 月前曾 2 次开颅手术，3 次伽马刀治疗。2010 年 6 月患者已由一位英俊的小伙变成走路不稳、视物斜眼的残疾人，由于患者坚相笔者的治疗，坚持不换医生，时视物模糊，性情急躁，大便干燥，舌暗红，脉滑，患者病情极为复杂。

应用温阳活血抗癌、通利大小便，兼祛风化痰降逆治法。

用附片（先煎）60g、干姜10g、生甘草10g、细辛3g、金银花30g、白芍30g、生地黄30g、生赭石（先煎）60g、川芎40g、酒大黄10g、藁本10g、野菊花10g、蜈蚣6条、全蝎粉6g、僵蚕10g、当归20g、党参15g、壁虎30g、胆南星15g、郁金10g、石菖蒲10g、地龙15g，水煎服，配合金龙胶囊、华蟾素片。

每个月调方一次，至今脑部转移瘤未见进展，病情稳定。

附：软颚癌、放疗后耳聋、放疗后严重口腔溃疡验案

案1 软腭鳞癌验案

刘某，男，28岁，内蒙古自治区赤峰人。

曾于2001年3月在北京某口腔医院予软腭肿物切除术，术后病理为低分化鳞癌，术后马上在笔者医院予局部放射治疗，总量为60GY，放疗后2个月自术口处复发，肿物约鸽蛋大小，进食困难，因局部曾予放疗和本病对化疗不甚敏感，经别人介绍找笔者诊治，时进食困难，每天饮少量流食，喉痛，余无不适，舌尖红，脉细数。

辨证为热毒聚于少阴。予附片（先下）10g、露蜂房10g、细辛3g、金银花30g、硼砂3g、黄芪30g、玄参30g、酒大黄10g、炒白术15g、牛蒡子10g、川芎10g、海藻30g、壁虎30g、桔梗6g、烧干蟾皮1只，水煎服，每日1剂。

治疗3个月后，肿物明显缩小，如花生米大小，惟腹泻明显，上方去大黄，加麻黄，2个月后肿物消失。之后用健脾化痰之品调

理2年。后失访。

案2　放疗后耳聋验案

张某，男，60岁，四川省什邡人。

因鼻咽癌放疗后引起右耳听力下降，直至耳聋，同时发现外耳道出血后则听力稍有恢复。

考虑放疗是热邪，鼻咽癌放疗出现的耳聋是由于热邪损伤耳部神经而引起，当耳道出血热随血而外泄，故耳聋减轻，予下关、风市刺血拔罐，起罐的同时即见明显减轻，2次后听力基本正常。

案3　喉癌放疗后严重口腔溃疡验案

秦某，男，80岁，北京人。

2010年8月为喉癌放疗后口腔溃疡明显，难进食，每次进流食时用利多卡因凝胶，甚是痛苦。

用二香油涂抹局部溃疡，封髓丹加延胡索水煎口服，5天后患者能正常进食，溃疡面明显缩小，1个月后恢复正常。

二香油药物组成为九香虫10只、香油50g。先将香油用锅加热至沸，放入九香虫，待九香虫变黑后，停止加热，取九香虫，留油。将油涂于病灶处。适用于所有良性口腔溃疡。封髓丹组成为盐黄柏、砂仁、生甘草，该方应用体会见《黄金昶中医肿瘤辨治十讲》部分。

头颈部肿瘤放疗时要注意以下几方面内容：①要练张嘴，每天不停地练，2000次以上，不然放疗后就难以张大了；②要转颈，也要大角度转颈2000次，不然最后很难转脖子了；③饮食宜清淡、好消化有营养，可进些半流食。

困惑：一直解释不清为何颅底至锁骨上的肿瘤（如甲状腺癌、鼻咽癌、腮腺癌等）不容易脑转移？

第九章　肾癌诊治

一、对现代医学肾癌个体化治疗的认识

肾癌的治疗一直没有大的突破，笔者认为主要是病例选择不够精确，如能根据体质选药效果会好一些，寒性体质用健择、干扰素、白细胞介素 2 等治疗；热性体质用索拉菲尼、舒尼替尼、Temsirolimus、贝伐单抗等治疗。

同时发现，肾癌选用吉西他滨较多，膀胱癌既可选用吉西他滨又可选用紫杉醇，到前列腺癌主张选用多西他赛，这是为何？西医会说这是循证医学得出的结论。要让中医解释这个问题就很简单，中医认为肾癌偏寒者多，故用吉西他滨热药治疗；前列腺癌偏热，故用多西他赛、紫杉醇偏寒的药物；膀胱癌内既有热又有湿，所以既可选择紫杉醇寒药，又可选用吉西他滨热药。

困惑：为何肾癌、前列腺癌容易骨转移，而膀胱癌不容易骨转移呢？同时膀胱癌还较少膀胱外转移呢？

二、对中医学肾癌诊治的认识

现代医学对肾癌疗效不佳，但中医药对肾癌膀胱癌效果非常满意。取得疗效的关键是正确辨治。

（一）辨治要点

肾为水火之脏，主司阴阳，脾肾阳虚，气化失司，水湿停滞，日久化毒，耗伤肾之阴精，痰湿瘀毒缠绵不化，蕴蓄水道，发为肾癌。肾癌病位在肾，与脾相关，肾虚是发病根本，湿热毒蕴是邪实之证。治疗以调补脾肾为主，兼与利湿解毒抗癌。

治疗肾癌首先要补脾肾，予六味地黄丸、金匮肾气丸，脾肾足则痰湿化；又咽喉为肺之系，属肾所主。《灵枢·经脉第十》云："肾足少阴之脉，起于小指之下……其直者，从肾上贯肝膈，入肺中循喉咙夹舌本……是主肾所生病者，热舌干，咽肿上气，嗌干及痛。"咽喉得肾之经气濡养，则能行使生理功能正常，邪毒无所犯。肾脏气血阴阳失调又可引起咽喉疾病，可见咽喉与肾在功能和慢性肾炎疾病方面都密切相关。咽喉有病可循经下传于肾，使肾受伤，故应保护咽喉，予野菊花、百部、蝉蜕等药。肾癌之病，湿毒为标，故应加土茯苓、蜈蚣、壁虎，祛湿化痰抗癌。

总而言之，肾癌的治疗首先健脾肾、运痰湿，痰湿化则根除；脾肾足则肺气充，可防止肺转移。同时予祛湿化痰抗癌之品，以促邪气排除。

（二）个体化治疗

1. 据阴证、阳证加减　肾癌的临床表现分为阴证、阳证，阴证阳证的鉴别诊断参考《黄金昶中医肿瘤辨治十讲》部分章节，不论哪种类型治疗皆应健脾固肾、化痰祛瘀、抗癌。

2. 据运气学加减　据生辰运气学或发病时运气学推断哪些因素是肾癌重要影响因素，辨证指导用药，疗效会有所提高。

3. 据转移灶加减　肾癌容易淋巴结、肺、骨与肝转移，淋巴转移为痰湿流注加强化痰利湿；肝转移为血虚当补肝血；肺转移为肺气阴不足、痰湿不化，应加强补肺之气阴、化痰散结；骨转移多为成骨性破坏，为肾阳虚，予阳和汤；多个脏器转移元气已大虚，应大补元气。

4. 据症状加减　肾癌患者可出现各式各样症状，临床可根据各种症状加减，后面对肾癌疑难症状处理有专门论述。

（三）基本方药

土茯苓 30g　蜈蚣 3 条　菊花 15g　熟地黄 30g　砂仁（后下）10g　山萸肉 30g　山药 20g　牡丹皮 15g　泽泻 20g　生黄芪30g　肉桂（后下）10g　夏枯草 10g　壁虎 30g

据症状加减：湿热毒结，见面赤口燥欲饮，尿赤疼痛加海金沙30g、盐黄柏 15g、生地黄 15g；血瘀甚，见肌肤甲错，周身窜通，腰腿痛甚，加三棱 15g、莪术 15g、红花 10g、桃仁 10g；血尿多而不止，加炒贯仲 15g、炒百部 30g、炒三七 6g；肾虚腰酸甚加杜仲 10g、寄生 30g；蛋白尿者加山药 30g、白术 9g、枸杞子 15g；畏寒怕冷者加干姜 10g、制附片（先下）15g；尿频者加露蜂房瓦培干粉 (分冲)6g、桑螵蛸 50g。

据转移部位加减：肺转移加黄芪 50g、知母 20g、升麻 6g、海浮石（先下）50g、白英 20g、百合 30g。肝转移者加当归 30g、白芍 30g。骨转移加麻黄 6g、白芥子 10g、干姜 10g、附片（先下）10g、土鳖虫 6g、补骨脂 30g。

三、典型病例

案 1　晚期肾癌肺转移验案

雷某，男，62 岁，陕西人。

2002 年 8 月初曾陪单位老领导到北京某医院体检，发现自己左肺占位性病变，遂于 2002 年 8 月 26 日手术切除，术后病理为透明细胞癌，寻根检查发现左肾占位性病变，遂又将左肾摘除。10月8日复查右下肺外带又有一转移灶，考虑其身体较弱，坚持不手术治疗，时见咳嗽，痰黄，气短，舌脉等未见异常。

辨证为肺肾两虚、痰热蕴肺。予土茯苓30g　蜈蚣3条　蝉蜕10g　熟地黄30g　砂仁（后下）10g　山萸肉30g　山药20g　牡丹皮15g　泽泻20g　生黄芪50g　肉桂（后下）10g　壁虎30g　煅海浮石50g　白英20g　百合30g　浙贝母30g，水煎服，每日1剂，配合白细胞介素2、金龙胶囊。

调理3个月后复查肿物消失，坚持服中药3年，近日来诊未见复发转移。至今已生存近10年，生活如常。

案2　输尿管癌术后复发验案

黄某，女，77岁，北京人。

因"间断全程肉眼血尿1个月余"在北京某三甲医院诊断为"左输尿管中段癌可能"，于2009年7月30日行"腹膜后镜左肾输尿管全长切除术"，术后病理：输尿管下段乳头状移行细胞癌G3（高级别），局部浸润肌层，肿瘤大小2.0cm×1.5cm×0.6cm，PT2。2010年4月1日复查，泌尿系CT增强示：腹主动脉左前方、十二指肠水平段下方及腹主动脉左侧可见肿大淋巴结，大者1.7cm×1.5cm，2010年4月9日某医院PET-CT检查结果为：右肾门水平原左肾床后方腹膜及局部邻近腹壁部位两个结节状高代谢肿瘤复发病灶；伴腰4椎体上缘水平腹主动脉左前方高代谢淋巴结转移病灶。2010年4月26日至5月21日于某三甲医院行1个周期11次伽马刀治疗，2010年7月27日CT加强：未见明显好转。转而寻求中医药治疗，于2010年7月27日起服用中药，时见腰酸，偶腹痛，舌暗，尺脉浮滑。

口服土茯苓30g　蜈蚣3条　蝉蜕10g　熟地黄30g　砂仁

（后下）10g　山萸肉30g　山药20g　牡丹皮15g　泽泻20g　生黄芪50g　肉桂（后下）10g　壁虎30g　蜈蚣3条　猫爪草30g，水煎服，每日1剂，配合阴证外用药物外敷神阙穴，未行其他特殊治疗。

　　在外用过程中外敷药部位未见红疹，而在与神阙穴对应的腰背部出现大片红疹，2010年10月22日行腹部B超：腹主动脉旁及其分支周围未见明显肿大淋巴结。于2010年11月11日北京某三甲医院超声：腹腔大血管周围未见明显肿大淋巴结。2011年3月14日于北京某三甲医院泌尿系三维重建CT增强，结果示：左肾术后改变，对比2010年4月1日片，左肾背侧不规则软组织结节及腹主动脉旁肿大淋巴结消失，余大致同前。目前仍在治疗过程中。

附：膀胱癌诊治

　　膀胱癌也是常见的泌尿系肿瘤，电切是其常见治疗方法，术后常膀胱灌注，但易复发。中药口服可明显减少复发转移，而且可以不用膀胱灌注。膀胱癌用药和肾癌基本一致，主要是膀胱为腑，泻而不藏，药物以祛邪为主。中药对膀胱灌注引起的尿频尿急尿痛效果很好，主要是清利湿热为主，海金沙、瞿麦等为主药。生豆芽榨汁口服对尿道酸痛也有很好效果。

第十章　骨肉瘤诊治

一、对现代医学骨肉瘤个体化治疗的认识

治疗骨肉瘤近十几年来主要是 HD-MTX、ADM、IFO、DDP，偶有加紫杉醇的报道。笔者个人认为骨肉瘤为阳虚寒凝痰聚，ADM、IFO 等热药自然会有效，但这些药力度不够，可以用培美曲塞、伊立替康等温热力量大的药物，效果应该会更好。

肉瘤相对于癌症而言少见，治疗药物单一，无论肉瘤长在何部位，化疗方案基本一致，这可能是肉瘤化疗效果不好的原因，治疗肉瘤的药物应根据脏器组织细化，不能以偏概全。法国癌症中心研究发现紫杉醇加阿霉素治疗乳腺癌骨肉瘤效果好，但治疗四肢肉瘤效果就未必好。是因为乳腺肿瘤偏火、四肢肿瘤偏寒的缘故。如能根据肉瘤所在部位选择用药，疗效会有所提高。

雷帕霉素、多室脂质体包裹的磷脂酰乙醇胺胞壁酰肽、赫塞汀等靶向治疗药物可以治疗骨肉瘤，将是骨肉瘤的另一个研究趋势。

二、对中医学骨肉瘤诊治的认识

笔者每月都诊治大量来自世界各地的肉瘤患者，取得相对丰富的经验，写出来与大家共享。

（一）病因病机

骨肉瘤常见于青少年，为先天不足之病，肾主骨生髓，藏元阴元阳，肾阳虚则温煦生化无力，肾阴虚则濡润滋养无源。其虚之处，必为受邪之地，或复感六淫之邪，蕴于骨骼；或外力损伤骨骼，气血凝滞，损精伤湿，阴寒毒邪客于筋骨，致经络气血凝闭、阻滞不通而肿痛。本病肾虚髓空脾亏为其本，血瘀寒凝痰阻为其标。

（二）辨治要点

骨肉瘤症状为夜间较重的局部疼痛、肿块，按中医辨证此为寒凝痰阻血瘀；但肿物在骨，为肾气不足，尤其肾阳不足，所以治疗骨肉瘤要以补肾健脾填髓、破瘀散寒散结抗癌为法，用金匮肾气丸、阳和汤加减，金匮肾气丸补元气，阳和汤温阳化痰散结，再根据骨肉瘤的位置加减，如在下肢重用散寒祛风除湿，在上肢加强祛风通络，在脊柱加强温阳强督，在骨盆加强温阳化湿，在肋骨加强理气通络等。

（三）个体化治疗

1. 据运气学加减　据生辰运气学或发病时运气学推断哪些因素是骨肉瘤重要影响因素，辨证指导用药，辨证指导饮食，疗效会有所提高。

2. 据转移灶加减　骨肉瘤容易肺、骨转移，肺转移为肺气阴不足、痰湿不化，应加强补肺之气阴、化痰散结；骨转移多为成骨性破坏，为肾阳虚，予阳和汤加三骨汤、土鳖虫、金钱白花蛇等

3. 据症状加减　骨肉瘤患者可出现各式各样症状，临床可根据各种症状加减。

（四）基本方药

熟地黄 30g　砂仁（后下）10g　山萸肉 30g　山药 20g　泽泻 15g　牡丹皮 15g　生黄芪 30g　土鳖虫 3g　补骨脂 30g　党参

15g　焦山楂 30g　炙麻黄 3g　肉桂（后下）10g　白芥子 10g　野菊花 15g　当归 15g　桂枝 10g　茯苓 30g，每日 1 剂，水煎服。

据症状加减：痛甚者加川乌（先下）10~30g、草乌（先下）10~30g、附片（先下）10~60g、酒大黄 10g、鼠妇 40g；肿物红肿，口渴者加花粉 15g、蚤休 10g；咳甚加黛蛤散（分冲）6~9g；位于上肢者加桑枝 10g；位于胸胁者加姜黄 10g；位于脊柱者加狗脊 30g；位于下肢者加怀牛膝 30g；左下肢加鹿角胶（烊化）3g；右下肢加独活 30g。

据转移部位加减：肺转移加黄芪 50g、知母 20g、升麻 6g、海浮石（先下）50g、白英 20g、百合 30g；骨转移加附片（先下）10g、土鳖虫 6g、补骨脂 30g、金钱白花蛇（单煎）1 条。

（五）常用中药

王广生教授毕生研究斑蝥，未发现其在对骨肿瘤有疗效，但笔者在临床中发现斑蝥对肉瘤尤其是骨肉瘤有很好疗效。笔者用斑蝥采取的是斑蝥蒸鸡蛋，去斑蝥仅吃鸡蛋。

三、典型病例

案 1　骨肉瘤未手术验案

孙某，男，13 岁，海南省文昌县人。

1998 年 9 月下旬主因"右足跖部骨肉瘤 5 个月"而到院就诊。经询问，患者因恐惧手术、化疗而仅予局部放疗，在北京、上海、广州等地遍求中西肿瘤名医，皆建议手术切除，来时见右足肿胀明显，皮色正常，触之不热，疼痛拒按，夜间尤甚，影响睡眠，X 线片及 CT 均示为成骨肉瘤。

中医辨证为阳虚痰聚血瘀。药物为熟地黄 20g　砂仁（后下）10g　山萸肉20g　山药20g　泽泻15g　牡丹皮15g　生黄芪30g　土鳖虫3g　补骨脂20g　党参15g　焦山楂20g　炙麻黄6g　肉桂（后下）10g　白芥子10g　野菊花15g　当归15g　桂枝10g　茯苓20g　怀牛膝20g　附片（先下）10g　乳香10g　金钱草30g　独活20g，每日1剂，水煎服，同时配服金龙胶囊、斑蝥蒸鸡蛋。

　　20天后疼痛明显减轻，60天后疼痛消失，肿胀明显消退，约180天后肿物消失，X线片示软组织肿块消失，斑片状硬化部分消失，骨小梁渐规则，骨皮质渐修复。见图9~图12。

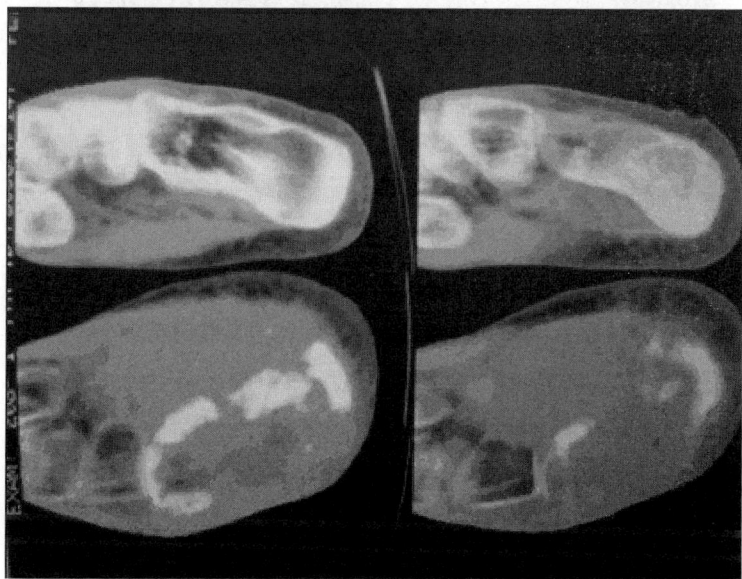

图9　1998年9月16日足部CT

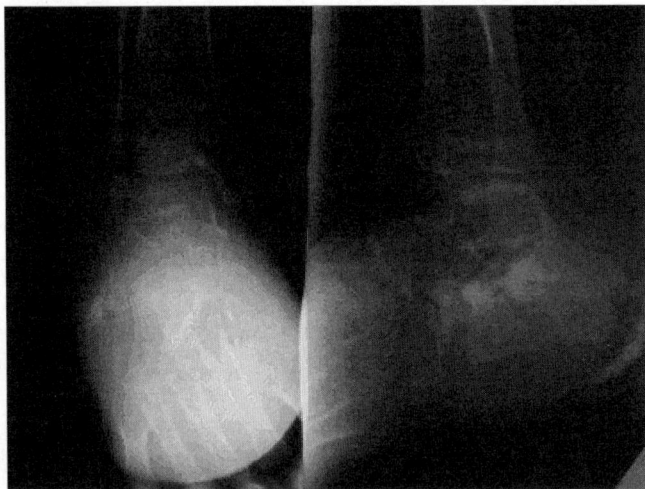

图 10　1998 年 9 月 16 日足部正侧位片

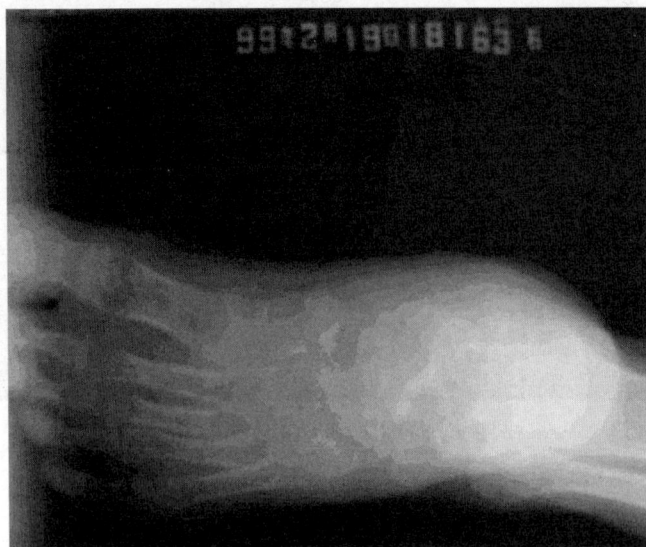

图 11　1999 年 2 月 19 日足部正位片

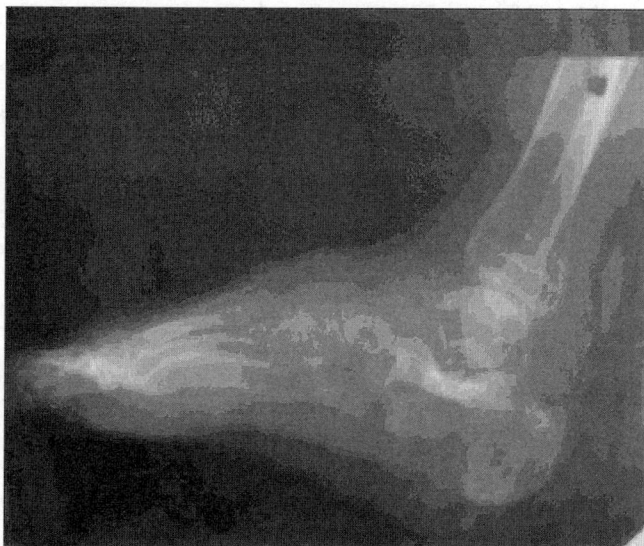

图 12　1999 年 3 月 29 日足部侧位片

案 2　骨肉瘤术后复发截肢验案

聂某，女，14 岁，河北省石家庄人。

2004 年 2 月出现右上肢肿胀疼痛，就诊于河北省某骨科医院，诊为"右肱骨上段骨膜骨肉瘤"，行手术切除骨肉瘤，并行术后化疗，化疗过程中第 7 个月时复查见右上肢肱骨转移，遂将右上肢截肢。当时医生告知患者生存已无希望，建议回家等待，其父称当时心情极差，欲抱女跳楼自杀。后经同学介绍来诊，就诊时无不适症状，舌淡红，脉稍沉。

应用六味地黄丸、阳和汤等加减，恐其出现肺转移，复加生脉饮、金龙胶囊，坚持服用 5 年，至今胸部 CT 和骨扫描复查未见复发转移征象。

案 3　骨肉瘤术后肺转移验案

贺某，男，14 岁，重庆人，现定居珠海。

2004年5月因左小腿疼痛1周，加重2天，摄片发现左腓骨上段骨质破坏，诊断为骨肉瘤，于2天后到北京某医院骨及软组织肿瘤科行穿刺活检，行化疗1个疗程（药物为阿霉素、甲氨蝶呤、顺铂、异环磷酰胺）。化疗后疼痛消失，局部包块明显缩小。于2004年7月6日行左腓骨上段肿瘤切除。术后病理报告：骨母细胞性骨肉瘤。对化疗敏感。之后继续原方案＋紫杉醇化疗4个疗程，历时6个月。停止化疗后半年胸部CT示右下肺转移灶2个，大者直径约0.8cm。无不适主诉，舌尖红，脉弦细。

熟地黄20g　砂仁（后下）10g　山萸肉20g　山药20g　泽泻20g　牡丹皮15g　生黄芪30g　土鳖虫3g　补骨脂20g　党参15g　鸡内金20g　炙麻黄4g　肉桂（后下）10g　白芥子10g　野菊花15g　当归15g　桂枝10g　茯苓30g　怀牛膝20g　鹿角胶（烊化）5g　煅海浮石30g　白英15g　百合20g　麦冬15g　五味子5g　壁虎10g，每日1剂，水煎服；配服斑蝥蒸鸡蛋、金龙胶囊。

3个月后，复查CT见肺转移灶消失，坚持服中药3年，2011年4月下旬到北京复查时未见复发、转移迹象。

笔者应用斑蝥治疗肉瘤较多，斑蝥性寒、味辛，有大毒，入大肠、小肠、肝、肾经，是治疗骨肉瘤的主药。据《神农本草经》记载，斑蝥可以治疗痈疽、溃疡、癣疮等病证，具有攻毒蚀疮、破血消瘀等作用。近年来斑蝥被广泛应用于治疗胃癌、食管癌、乳腺癌、肝癌、肠癌等，取得了较好疗效。斑蝥的主要成分为斑蝥素，斑蝥素的抗肿瘤机制主要是抑制癌细胞的蛋白质合成，降低肿瘤激素水平及影响肿瘤细胞的核酸代谢等。实验还证实，斑蝥素可抑制骨肉瘤细胞的代谢。六味地黄丸为补肾经方，阳和汤为治骨良药，故六味地黄汤、阳和汤加斑蝥治疗骨肉瘤有效。笔者在 2006 年曾总结 31 例骨肉瘤患者，主要是中药治疗，部分患者同时进行放化疗，1 年、2 年、3 年生存率分别为 85.7%、60.7%，35.7%，取得很好疗效。其中 2 年生存率与纯西医治疗比较明显提高，其近期疗效明显好于纯西医治疗。而且新转移及局部复发患者很少，其中 18 例术后复发患者 12 例瘤体消失，保肢成功，仅有 3 例截肢，表明该疗法可以增加保肢手术的成功率。同时患者的生活质量主要是由保留的肢体功能决定，而肢体的功能与保肢治疗的并发症有密切关系。目前常用保肢方法的并发症为 40%~50%，而本组病例的并发症仅为骨折，发生率为 5%，功能评价已显示患肢有良好的评价状态。这可能与下列因素有关：其一，非手术保留了血管，有利于灭活肿瘤段骨再血管化和修复；其二，肿瘤缩小的同时，骨质修复得较快。

该药可明显缓解临床症状，尤其是止痛作用好，临床观察一般 1 周内疼痛减轻，1 个月内疼痛消失。局部复发患者治疗中 1 个月后可观察到肿物缩小，3~6 个月肿物消失，表明该疗法对骨肉瘤效果显著。

需要提醒的是，斑蝥为剧毒药，其内服主要毒副作用为泌尿系反应和心脏毒性，金钱草、泽泻、茯苓等药可解其毒。临床应用时要严格炮制、熟记其安全剂量及其副作用，并注意药物配伍减毒。

合并症与并发症篇

第一章　癌痛诊治

癌痛作为癌症研究重点之一，现代医学从方法和药物方面取得了很大成就，值得认真学习应用，但中医在治疗癌痛方面的作用不可忽视。

中医治疗疼痛的历史悠久，源远流长，经验丰富，显示了自身的优势和特色，许多成方、经验方流传于世，至今仍有较高的临床应用价值。国内自 1982 年起，开始陆续报道了中药治疗癌性疼痛的疗效，大量临床报道提示中药缓解癌痛疗效确切，效应维持时间长于部分西药。在中晚期癌症患者中，中药止痛作用缓慢而持久，无耐药性和成瘾性，与西药止痛剂配合可减轻西药的副作用和提高疗效。此外，口服中药在预防癌痛发生有一定疗效。

中医对疼痛的认识早在《素问·举痛论》就有："经脉流行不止，环周不休，寒气入经而稽迟，泣而不行，客于脉外则血少，客于脉中则气不通，故卒然而痛。"《内经》中还有"不通则痛，通则不痛"的记载。中医学把癌痛的病机概括为气滞、血瘀、痰浊、热毒、虚损等多种原因，其中以久病入络、不通则痛、不荣则痛论说最多。

癌性疼痛的病因病机概括起来不外乎"不通"和"不荣"两方面，但必须要重视肿瘤的治疗，不能单纯止痛，抗癌、止痛并举效果才会好。癌痛的治疗包括针刺、中药外用、蓄鼻、口服等。

◎合并症与并发症篇◎

一、针刺

包括刺血拔罐、浮针、毫针针刺，相对而言刺血拔罐、浮针治疗疼痛效果较好且快。毫针针刺辨证＋远端取穴＋近端取穴＋经外奇穴，若配合子午流注选穴效果会好，应注意时辰选穴，肝经（1~3 时）；肺经（3~5 时）；大肠经（5~7 时）；胃经（7~9 时）；脾经（9~11 时）；心经（11~13 时）；小肠经（13~15 时）；膀胱经（15~17 时）；肾经（17~19 时）；厥阴经（19~21 时）；三焦经（21~23 时）；胆经（23~1 时）。选相关经络郄穴。

二、中药口服

可从治法、部位、病种几方面来认识。

以治法分：理气用青皮、陈皮、木香、乌药等；活血用归尾、赤芍、延胡索、三七、乳香、没药、莪术；养血用白芍、丹参、川芎、归身；通络用马钱子、全蝎、蜈蚣、细辛；抗癌用蟾蜍、马钱子、斑蝥、雄黄、川乌；麻醉用鼠妇、白屈菜、蟾蜍等。在这里要提出的是鼠妇对内脏止痛作用相当强，不可忽视。

以部位分：头痛，川芎量宜大，30~40g，可配合雷震汤；颈痛，葛根；背痛，北沙参、狗脊；胁痛，姜黄、瓜蒌、土鳖虫、乳香；腰脊痛，寄生、狗脊；骶骨、骨盆，地龙；左下肢，鹿角胶；右下肢，虎骨；下肢，独活。全身疼痛，活络效灵丹、鼠妇。有时胸膜间皮瘤、胸膜转移癌常规中西药止痛效果不好，用复元活血汤有很好的止痛作用。胸膜闷痛用控涎丹有效。

以病种分：淋巴肿瘤用蟾蜍、壁虎、蜈蚣；骨肿瘤用斑蝥、小白花蛇。中药可促进骨质修复，这是现代医学目前不能做到的。

三、中药外用

外用可中药蓄鼻，用细辛、蜈蚣等份研细末，取少量，蓄鼻，止痛极快但力量弱，可在临床救急；但鼻腔给药有烧灼感，将 pH 值调在 7.4 左右即可，不适感消失。也可用笔者介绍的外用药物（阴证方）去川椒目、加乳香 90g、没药 90g、山柰 90g（研末），水煎服，外用，有很好的止痛作用。

在这需要强调的是，几种止痛方法不是孤立的，临床要注意多途径给药可提高疗效，需强调的是疼痛一开始就应及时治疗癌痛，以防止癌痛加剧或再发作。

四、典型病例

吴某，女，38岁，重庆市万县人。

为乳腺癌术后骨转移患者，在 2009 年 8 月 19 日在北京某三甲中医院行胸 4、5 椎骨成形术后，术后双下肢疼痛剧烈，对疼痛超敏，不能接触衣物和抚摸，因疼痛不能入睡 2 个月，口服诸药和针刺后不能缓解，当时的患者坐卧皆不适，痛苦貌，满面愁容、倦怠，双目布满血丝，双眼无神。

在疼痛明显处刺血拔罐，上午一次治疗后即面露笑容，下午再次刺血拔罐，患者在家人搀扶下能行走，经过 5 次治疗后疼痛消失。

第二章 恶性积液诊治

恶性积液包括恶性胸腹水、恶性心包积液、恶性脑积液等，对于血性胸腹水血凝酶有一定疗效，但对于乳糜胸腹水中西医皆没有好的方法。对于恶性积液，传统医学古今医家衍变出许多治法，或从肺治、或从脾治、或从肾治、或从心治、或从肝治，后学难寻其宗，殊不知《内经》指出"诸病水液，澄澈清冷，皆属于寒"，笔者将恶性积液当属寒证，见淡黄色恶性积液皆可以从寒治疗，内服中药、外用药、药灸治疗恶性积液效果非常满意。但出现血性或乳糜胸腹水时，中药效果不好。

一、中药治疗

（一）中药口服

临床在辨证基础上胸腔积液加葶苈大枣泻肺汤，葶苈子量大至30g才有效果；心包积液选桂枝甘草汤加附子、真武汤加减；腹腔积液根据原发脏器肿瘤及是否出现门静脉高压、低蛋白血症，以及肾功能状况等辨证用药。

（二）中药外敷

一般可用肿瘤外治方阴证治方加龙葵、半边莲，水煎熬稠膏外敷胸腹水处。

二、针灸治疗

（一）刺血拔罐

一般可在腰部部位周围结节处刺血拔罐治疗，对治疗腹水有一定疗效。

（二）敷脐艾灸

用黄芪、细辛、川椒目、龙葵、桂枝、甘遂等研细末，取适量敷脐，再用艾灸治疗腹水，有很好疗效。敷百会穴，再用艾灸治疗脑积液，很快消除脑水肿。

（三）药灸

心包积液坚持用药灸虚里、关元穴，每天 1 次，每次 1 小时，有很好疗效。

三、典型病例

案 1　大量腹水验案

张某，女，70 岁，北京人。

为卵巢癌肝转移合并大量腹水，2001 年 8 月 6 日入住妇科，化疗配合腹腔注射顺铂，腹水不减反增，饮食不进，卧床，10 月 27 日转入笔者科室，来时小便量少，腹围 108cm。

用黄芪、细辛、川椒目、龙葵、桂枝等研细末，取适量敷脐，再用艾灸，每日 1 次，每次 2 小时。

治疗当日患者小便量明显增加、有食欲，5 天后腹水消失，腹围为 90cm。患者因广泛转移于 2006 年 11 月去世，但一直未出现腹水。

案 2　大量胸水验案

李某，男，69 岁，安徽合肥人。

因胸闷气短于 2008 年 6 月就诊，经 CT、纤维支气管镜检查为左肺低分化腺癌伴肺内多发转移、胸膜转移，大量胸水，因家属考虑患者年龄大、患者体质差，主张不化疗，要求保守治疗。

用厄洛替尼配合笔者的中药外治方——阴证方加龙葵右胸腔外敷。

3 个月后其幼子告知胸水消失，肺部肿瘤缩小。

案 3　大量心包积液验案

陈某，女，73 岁，北京人。

2010 年 3 月初就诊，为乳腺癌肺内、骨多发转移，伴心包积液，心包积液量为 2cm 已 3 个月，只是感到胸闷气短心悸，活动后尤甚。

口服内分泌及中药治疗，配合中药艾灸虚里穴，每日 1 次，每次 1 小时。

1 个月余，复查心包积液消失。

附：脑水肿治疗

脑水肿内科治疗主要有脱水、利尿、激素治疗，仍有许多患者脑水肿难消，笔者采用颈部和大椎穴刺血拔罐；用黄芪、细辛、川椒目、龙葵、桂枝、甘遂等研细末，取适量敷百会穴，再用艾灸治疗有很好疗效，有时甚至会有意想不到的效果。

典型病例：

案 1　肺癌脑转移癫痫验案

贾某，女，36 岁，山西省长治人。

患肺腺癌脑转移骨转移，2010 年 10 月初因无床位暂住外康病房，时患者已卧床，CT 示脑大面积水肿，每日癫痫 4~5 次，每次 2~4 分钟，应用脱水、口服抗癫痫药物无效。

予黄芪、细辛、川椒目、龙葵、桂枝、甘遂等研细末，取适量敷百会穴，再用艾灸，每日 1 次，每次 2 小时，口服中药。

至 2011 年 3 月 16 日复查肺部病灶骨转移灶稳定，脑水肿显著消退，脱水药停用，癫痫消失，可以扶墙行走。

案 2 肺癌脑转移严重呕吐验案

余某，女，70 岁，吉林省长春人。

为肺癌骨多发转移、脑转移患者，患者卧床不能行走，口服特罗凯、头颅放疗后头痛加重，不定时呕吐，每日在床上大小便，甘露醇每 6 小时 1 次，口服地塞米松 7.5mg，主治医生已劝家属放弃治疗，寻笔者处求治，家属代诊。

予黄芪、细辛、川椒目、龙葵、桂枝、甘遂等药研细末，取适量敷百会穴，再用艾灸，每日 1 次，每次 2 小时。

3 天后，家人告知患者已能下地由家人搀扶行走，甘露醇每天改为 1 次，停用口服激素。

7 天后，能自己下床行走，未见呕吐，饮食正常，甘露醇减为 125ml/d。后患者亲自来诊，一点都不像肺癌脑转移患者，行走自如、谈吐正常。

第三章　骨转移肿瘤诊治

笔者在临床中体会到中医药治疗骨转移疼痛有一定疗效，不仅可以迅速控制疼痛，而且可促进骨质修复，后者是现代医学难以做到的。对骨肿瘤的 X 线片中医辨证认识不成熟的见解是：溶骨性破坏表现为密度低，呈蜂窝状破坏，为"内空"表现，缺的是物质，自然是阴虚较重，当滋补肾阴为主；而成骨性破坏密度高，色发白，如冰的颜色，无"内空"，是阳虚较重，当温补肾阳为主。

一、中药治疗

中药土鳖虫、金钱白花蛇、斑蝥等药治疗骨转移癌有效，同时可促进骨质修复。

（一）中药口服

临床见腰膝酸痛，骨转移灶皮色不变，可用独活寄生汤加阳和汤加减；局部疼痛明显、疼痛不移，或服吗啡类药物无效者可用复元活血汤加减。

（二）中药外敷

一般可用肿瘤外治方阴证治方去川椒目加乳香、没药，水煎熬稠膏外敷疼痛处；如敷后疼痛未缓解，原方加红花、乳香、没药、桃仁、水蛭、鼠妇、徐长卿等；如敷后皮肤潮红疼痛，原方去川乌、草乌、川椒目，加夏枯草、乳香、没药、蚤休、马齿苋等。

（三）药物蓄鼻

可将细辛、蜈蚣研细末，调成 pH 值为 7.4，痛时喷鼻，缓解疼痛迅速，往往 1 分钟取效，但止痛作用较弱。应该说中药止痛起效最快的方法是蓄鼻。

二、针灸治疗

（一）刺血拔罐

一般可在疼痛部位及周围结节处刺血拔罐治疗，往往血出痛减。起效快、止痛作用强。

（二）针刺

可针刺阿是穴或循经取穴，部分患者有一定疗效，但疗效不及刺血拔罐。

（三）浮针

可在疼痛周围行扇状皮下针刺，也有较好的止痛作用。

注意：骨转移癌的部位不宜按摩，否则容易造成骨折，切记！

三、典型病例

案1　顽固性骨转移疼痛验案

朱某，男，56岁，山东人。

2007 年 8 月体检发现左肺外带下野部占位，手术病理示高中分化腺癌，行放疗 1 个周期，化疗 2 个周期，半年后出现双肺内多发转移结节，多发肝转移，继行化疗 5 个周期，后口服易瑞沙治疗，2个月后出现骨转移，改用培美曲塞、紫杉醇，治疗无效。2009年1月3日住院治疗，影像学检查同前所述，CEA 56.03μg/L，症状见面色晦暗，乏力，气短，咳嗽，咳白痰，量不多，左髂骨疼痛，行走困难，影响睡眠，服盐酸羟考酮控释片10mg Q12h后NRS评分7分，眠差，纳可，二便调，舌体胖大有齿痕，色暗苔薄暗，脉沉细。给予伊立替康+顺铂方案化疗，对症止痛治疗，按照NCCN癌痛指南进行滴定，加用布洛芬缓释胶囊，给予氨酚羟考酮片治疗爆发痛，后者加至60mg Q12h时6小时内仍有爆发痛3次，再加量时患者拒绝，自述加量前后疼痛控制未觉明显变化，而便秘加重，请放疗科会诊，行半盆放疗，放疗3天后疼痛稍有缓解，继行时疼痛反而加重，至13次时患者出现过敏性疼痛无法继续放疗，无奈之下选用针灸疗法。

具体方法：选择压痛点后围刺，行泻法，15分钟后起针，用小号三棱针散刺放血后留火罐，坐罐10分钟后起罐，出血约30ml，色黑成块，患者顿觉疼痛大减，给予艾灸30分钟后再次拔罐，出血20ml，色黑，再次艾灸30分钟。

患者上午8点按原量服止痛药，治疗在上午10点开始，治疗后NRS评分一直在3分以下，晚8点患者仍按原量服止痛药，至第二天早8点患者未出现爆发痛，继续针灸治疗2天未见爆发痛，患者可以下地活动，随访2个月未见加重。以此方法治疗骨转移疼痛数例，均效果理想。

案2　骨转移癌骨质修复验案

王某，男，76岁，北京人。

2003年9月初在北京某医院行右肾透明细胞癌切除术，术后5个月出现右髂骨转移，疼痛，多次应用帕米磷酸二钠，配合局部放疗 20 次 /4000 GY，疼痛缓解，2004 年 5 月 18 日就诊，时见一般情况好，偶有咳嗽，时有腰酸，纳可，大小便正常，舌暗红，脉寸滑。

辨证为肺肾俱虚、痰热蕴肺。药用土茯苓 30g、蜈蚣 3 条、熟地黄 30g、山萸肉 30g、山药 30g、泽泻 20g、茯苓 20g、牡丹皮 15g、土鳖虫 3g、补骨脂 30g、野菊花 20g、小白花蛇（单煎）1 条、百部 20g、壁虎 30g、鸡内金 30g、地龙 15g，每日 1 剂，水煎服，配服金龙胶囊。

前后服药 10 个月后复查右髂骨骨皮质几近修复，见图 13~图 15。

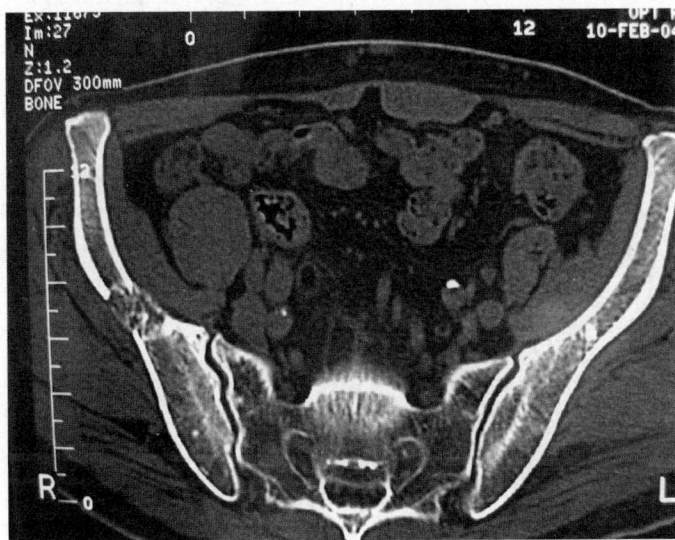

图 13 2004 年 2 月 10 日骨盆 CT 检查

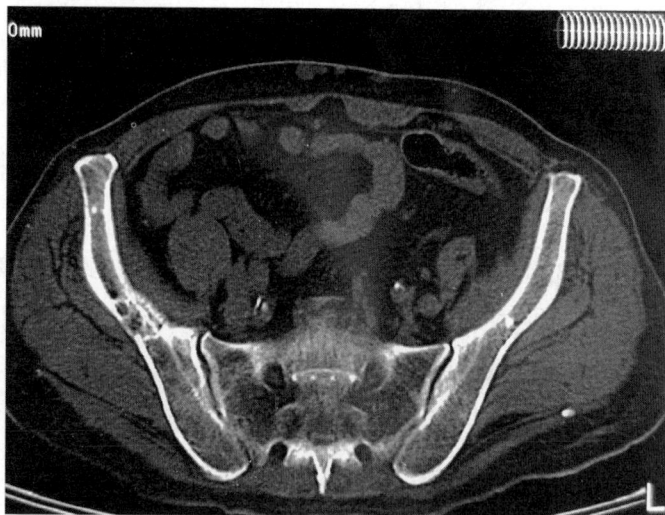

图14 2004年9月30日骨盆CT检查

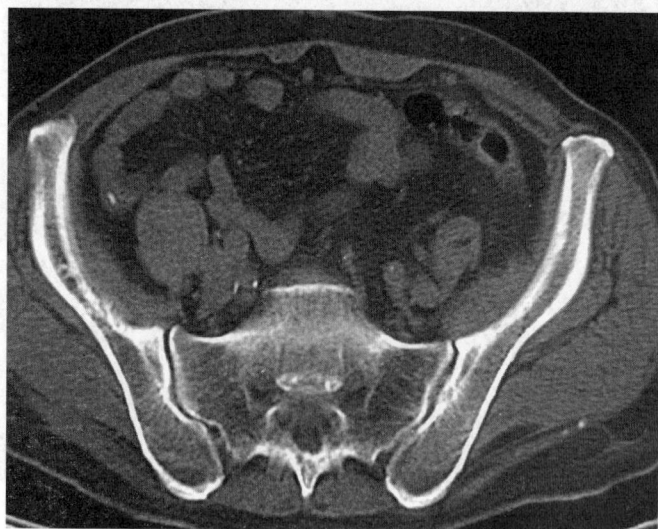

图15 2004年12月15日骨盆CT检查

附：淋巴转移癌治疗

相对骨转移癌治疗，淋巴转移癌西医治疗手段及有效方法较少，西医主要是放疗、微创治疗、部分化疗药物（如健择、阿霉素、培美曲塞、伊立替康）等。中医认为淋巴转移癌是痰湿，或夹风，或夹热，化痰祛湿是其主要治法，中药治疗淋巴转移癌效果比西医要好，应用肿瘤外用方阴证方外敷即可取得较好疗效；转移灶局部刺血拔罐艾灸取效较快；中药蟾皮、壁虎、蜈蚣、猫爪草等对淋巴转移瘤有较好的疗效。

第四章 咯血诊治

肺癌咯血非常常见，一般遵循治疗咯血古训即可，汤药中加花蕊石、三七粉、仙鹤草等。但要指出的是，对于肺鳞癌空洞咯血、贝伐单抗等引起的咯血，常规中西药物止血效果不好，而合欢皮 30g，水煎口服，有很好疗效。概合欢皮对肺痨咯血有效，肺痨往往病灶内有空洞，鳞癌和应用贝伐单抗后容易病灶内也有空洞，故用之也有显效。

对于肺癌咯血，穴位注射也是取效甚捷的好方法，可在双孔最穴注射血凝酶等药物。

典型病例：

案1 张某，女，65岁，北京人。

患者为右肺中分化鳞癌术后 6 个月右肺内转移，病灶较大，直径约 8cm，病灶中心出现空洞约 3cm，反复咯血，每日约50~100ml，主管医生应用许多止血药无效，2008 年 9 月 16 日到笔者门诊就医。

在辨证基础上仅加一味合欢皮 30g，每日 1 剂，水煎服。

2 天后咯血即止，之后再未出现咯血。

案2 赵某，男，52岁，河南省三门峡人。

2009 年 1 月检查确诊左下肺低分化鳞癌，于网络咨询，2011年 4 月 11 日主要症状是咯血（咯的血发暗红，有时候会咳出像腐肉的一些东西），每天早上 5 点左右会胸疼几下，然后一天中就会咯好多次血（血比较稠，而且整口都是血，基本上没有痰，血是暗红色，像漆色），云南白药也无效。

2011 年 4 月 21 日告知经过喝合欢皮，7 天后咯血现象已经完全消失。

第五章　消化道出血诊治

中药治疗中大量消化道出血远不如现代医学，但对待顽固性肿瘤引起的少量出血及出血后体质恢复，中医辨证治疗有明显优势。笔者在大学时，老师曾用土大黄治疗消化道出血有一定疗效。对肿瘤引起的少量便血，笔者发现许多中西药无效，而烧干蟾有其他药无与伦比的疗效，它既可治疗肿瘤，又有显著的止血作用，在此处显示出中医治疗肿瘤少量出血的神奇。

典型病例：

案1　胃癌开腹探查术后便血验案

石某，年近6旬，秦皇岛人。

病为胃癌广泛转移，曾在北京某肿瘤医院开腹探查术，术后出现便血，大便潜血（＋＋＋＋），诸药无效。邀笔者会诊。

予烧干蟾一只，水煎服，每日1次。

3天后大便颜色正常，7天后大便潜血（－）。

案2　结肠癌术前便血不止验案

宋姓朋友母亲，年逾8旬，北京人。

横结肠癌，住普外科，准备手术，但便血月余不止，血红蛋白低至6g/L，中西药无效，因考虑年龄过大，且严重贫血、体质差，未手术。

用烧干蟾7天后血止，血红蛋白升到8.8g/L，半个月后血红蛋白正常，行手术将横结肠肿瘤切除，为中分化腺癌ⅢA期，术后至今4年未再出现便血。

第六章　不全肠梗阻诊治

不全肠梗阻在肿瘤科较为常见，大多数医生采用的是禁食、胃肠减压、静脉营养（恶性不全肠梗阻用皮下注射奥曲肽），疗效非常有限；中药外敷和刺血拔罐对良性不全肠梗阻、部分恶性肠梗阻皆有显著疗效。

一、中药治疗

（一）中药敷脐

用吴茱萸、肉桂、丁香、陈皮、清半夏、冰片、干姜、荜拨等药，研成细粉，取适量敷脐，每日 1 次，每次 24 小时。此多用于良性不全肠梗阻。

（二）中药外敷

拔根散中的阴证方，外敷脐部，每日 1 次，每次 4~24 小时。此多用于恶性不全肠梗阻，虽不能根除，但可迅速缓解症状。

二、针灸

背俞穴的脾俞、胃俞、肝俞、肾俞、大肠俞等穴位及周围皮下结节刺血拔罐，不论对良性不全肠梗阻还是恶性不全肠梗阻皆有很好疗效。

三、典型病例

案1 中药敷脐治疗不全肠梗阻验案

王某，女，65岁，北京人。

患子宫内膜癌术后，术后体质较弱，一直口服扶正中药，2007年夏天因饮食不慎复又着凉，出现腹痛、呕吐、矢气减少，拍腹平片提示不全肠梗阻，在北京各大中西医院治疗2个月未见丝毫好转，找笔者诊治。时见患者夏天着厚装，畏寒，面色无华。

一派阳虚症状。遂与吴茱萸、肉桂、丁香、陈皮、清半夏、冰片、干姜、荜拨等药，研成细粉，取适量敷脐，每日1次，每次24小时。

3天后家属告知大便已通，能少量进流食，嘱其进温软食，注意腹部饱暖。后未出现肠梗阻。

案2 刺血拔罐治疗慢性放射性小肠炎合并良性不全梗阻验案

李某，女，45岁，河北省秦皇岛人。

因宫颈癌Ⅰ期行盆腔清扫术后局部放疗3年余，2009年10月底出现呕吐、腹痛，排气排便减少，腹平片提示不全肠梗阻，小肠造影提示小肠回肠段蠕动减慢，考虑为放疗引起的小肠纤维化并发不全梗阻。曾于外院灌肠补液等治疗，梗阻间断复发，来诊时虽能进食自主排便排气，但纳差、胃胀、便后腹部隐痛。

予脾俞、胃俞、大肠俞、腹结、大横等穴位刺血拔罐。

治疗当晚排气明显增多，食后胃胀减轻，同时予上述穴位艾灸后顿感腹部舒适，自觉身体轻松，出现饥饿感，饮小米粥一小碗，无不适感。当晚睡眠明显好转，次日晨排便排气无腹泻。多日后于食后轻度胃胀，腹痛，但排气较前明显顺畅，诉为 2 个月以来状态最佳时。由于患者在外地，每周治疗 1 次，总共治疗 3 次，患者进食如常，无不适主诉。至今未再出现肠梗阻现象。

第七章 乳腺癌术后上肢肿胀诊治

乳癌术后上肢肿胀是乳腺癌非常常见的并发症，目前现代医学采用显微手术将患肢小静脉和淋巴管吻合术，疗效也不尽如人意。如手术局部纤维化则成为一种很难治愈的并发症。

古人也未对其有点滴论述，近人报道采用补阳还五汤、当归芍药散治疗乳腺癌术后上肢水肿有效，事实上怎样呢？可能偶尔有效，这里说的只是可能，即使起效也甚慢、甚小。

中医药治疗乳腺癌术后上肢肿胀最快捷、有效的方法是刺血拔罐艾灸，如能配合中药口服、局部按摩，治疗期间禁提重物，可尽早治愈。

中医认为"血不利则为水"，肢体局部肿胀多因气滞血瘀、经络壅塞所致，使局部伤处气血畅通，则肿痛自可消除。刺血拔罐可以迅速疏通经络中壅滞的气血，患肢肿胀自然就会消失。

选患侧颈部、肩部、上肢皮下结节，将结节刺血拔罐，之后艾灸刺血拔罐处，每周1次，同时每天将上肢由远端到近端刮痧20次。

如见患肢皮肤湿冷不温、皮色正常或略显苍白，用补阳还五汤、阳和汤、牵牛子加减，每日1剂，口服，对治疗上肢水肿有帮助。

治疗期间患肢不能提重物、甩手、受凉等。

典型病例：

案1　刺血拔罐治愈乳腺癌右上肢肿胀验案

彭某，女，50岁，四川省广元人。

为乳腺癌术后，因患肢过度用力出现整个右上肢明显肿胀，无红肿热痛，Ⅲ期，口服及外用药物1个月无效。

予针刺拔罐艾灸肺经穴位为主，兼其他经穴，配合患肢由远端到近端按摩。

经20天后，上肢肿胀消失。治疗期间曾出现从针眼处持续流出清亮水滴，用艾灸灸10分钟后渗液消失。该患者开始放血时排出的是黑血，之后曾出现半透明的液体。用艾灸治疗胸腹水引流管口渗液，也有较好疗效。

案2　阳和汤加补阳还五汤治疗乳腺癌术后上肢肿胀验案

李某，女，42岁，北京人。

为乳腺癌术后严重左上肢肿胀2年患者，患肢不红，其周长是正常上肢的2倍，压凹征非常明显，皮肤湿冷，疼痛明显，已严重影响到睡眠，患肢已不能自行抬起伸展，几近废退，舌暗红，脉沉细，锁骨上未触及肿大淋巴结。找过许多中医治疗，中药、针刺、按摩、化疗都无效。笔者起始用刺血拔罐治疗，第一次即有效，很快肿痛如初。

辨证为阳虚寒凝血瘀。

用麻黄6g、白芥子10g、熟地黄30g、附片（先下）10g、肉桂（后下）10g、炮姜10g、生黄芪60g、桂枝10g、赤芍15g、当归20g、川芎15g、桑枝30g、壁虎30g、羌活10g、乳香10g、牵牛子6g，水煎服，每日1剂。先予14剂。

7剂后患肢肿胀明显消退，疼痛减轻，每晚可睡6~7小时，14剂后疼痛若失，上臂和前肢肿胀消失80%，但手掌消肿较慢。嘱患者将中药外洗手臂，肿胀继续消退。前后历经8个月，肿胀基本消失。

第八章　带状疱疹诊治

现代医学认为带状疱疹是病毒感染，其治疗效果远远不如中医药迅捷，中医药在治疗带状疱疹方面有非常大的优势。

一、中药治疗

口服：对于初期带状疱疹，龙胆泻肝丸、瓜蒌甘红汤有很好疗效，目前认为龙胆泻肝丸会引起药物性肾损害，用连翘 15g、柴胡 10g、黄芩 10g、栀子 12g、车前子 30g、丹参 30g、全蝎 3g、当归 10g、蜈蚣 2 条、蚤休 12g，可治带状疱疹进展期，并可解决后遗疼痛，7 天基本明显好转，疼痛消失。瓜蒌甘红汤同样有很好疗效，药物组成为全瓜蒌、生甘草、红花，药后会腹泻，腹泻不重者不用处理，泻后火自消。对于后遗疼痛，用养血活血凉血、祛风通络药物有较好疗效，如丹参、牡丹皮、全蝎、蜈蚣、水牛角粉等，可逐渐缓解疼痛。

瓜蒌甘红汤见于《医旨绪余》胁痛部分，书中谈到，其弟"忽左胁痛，皮肤上一片红如碗大，发水泡疮三五点，脉七至而弦，夜重于昼。医作肝经火郁治之，以黄连、青皮、香附、川芎、柴胡之类进一服，其夜痛极，且增热。次早看之，其皮肤上红大如盘，水泡疮又加至三十余粒。医教以白矾研末，井水调敷，仍于前药加青黛、龙胆草进之。其夜痛苦不已，叫号之声彻于四邻，胁中痛如钩摘之状，次早观之，其红已及半身矣，水泡疮又增至百数……为订一方，以大瓜蒌一枚，重一、二两者，连皮捣烂，加粉草二钱，红花五分……一剂而愈"据此症状当为带状疱疹，且病情严重。应用该方，轻者二三日、重者四至七日可愈。其得效之快慢与瓜蒌量有关系，凡体质壮实者，瓜蒌量可适当加重，药后若轻泻一、两次，则见效尤速；若体质较差，瓜蒌不方便重用者，可多服数日，同样有效。药方为全瓜蒌 15~30g、生甘草3~5g、红花 2~3g，水煎服。

对于瓜蒌，《重庆堂随笔》云："瓜蒌实润燥开结，荡热涤痰，夫人知之，而不知其舒肝郁、润肝燥、平肝逆、缓肝急之功有独擅也。"

外用：青黛、生大黄、黄连各等份碾细粉加适量香油调成糊状，1 日 3~5 次，用于疱疹初起可立即止痛。水疱溃破，可用双黄连粉针剂直接外敷患处。

二、针灸治疗

刺血拔罐：皮损周围梅花针点刺拔罐，直至疼痛消失，此乃治疗带状疱疹最快最有效手段。

三、典型病例

案1　刺血拔罐治疗带状疱疹验案

修某，男，72岁，北京人。

2010 年夏某日突发左胁下疼痛，日渐加重，疼痛部位渐起水疱，遂到某西医院皮肤科就诊，诊为带状疱疹，后至笔者处求诊。

在其皮损疼痛处刺血拔罐一次后疼痛消失，仅留轻微局部麻木。

7天后再予刺血拔罐一次，诸症消失。

案2　中药口服治疗带状疱疹验案

王某，女，67岁，北京人。

为子宫内膜癌肉瘤术后，曾行多次化疗，体质较差，某日右眼角部位疼痛，开始未引起注意，遂疼痛加重，就诊叙述症状时谈及右额疼痛，时见右额攒竹穴处皮肤潮红，上有小水疱，乃带状疱疹。带状疱疹在眼角者容易引起失明，为胆经火毒所致。

急予连翘15g、柴胡10g、黄芩10g、炒栀子12g、车前子30g、全蝎3g、当归10g、蜈蚣2条、蚤休12g、生赭石30g，7剂，水煎服。

7剂后复诊，疼痛、疱疹及皮肤潮红消失，为巩固疗效再服3剂，忌辛辣、生冷、油腻之品。

第九章　喉返神经麻痹诊治

喉返神经麻痹是指喉返神经受压迫而致声带麻痹和声音嘶哑的病症。喉返神经侵犯所致的音哑多发生在肺癌纵隔转移、食管癌纵隔侵犯、原发及继发的纵隔肿瘤、纵隔淋巴瘤等疾病中。多为肿瘤晚期症状，病程长久，病情顽固，有时纵隔肿瘤得以缓解后声音仍不能恢复。现代医学的疗效不尽如人意。

中医认为喉返神经麻痹属于"失音"、"音瘖"、"喉瘖"的范畴。有时有些患者口服中药即使肿瘤不能缩小，但音哑症状能够得到迅速改善。大剂量蝉蜕起主要作用。可用下方治疗恶性肿瘤的喉返神经麻痹所致声音嘶哑。

常用方剂：僵蚕 15g，姜黄 10g，蝉蜕 30g，桔梗 10g，百合 30g，灯笼草 10g，玄参 15g，紫菀 10g，枇杷叶 10g，赤芍 10g，党参 15g，黄芪 50g，知母 20g，升麻 6g。水煎服，每日 1 剂。

典型病例

王某，女，48岁，北京人。

为肺癌纵隔淋巴结转移患者，肺部肿瘤及纵隔淋巴结放疗后出现音哑，声音低微，懒言，需靠近其口部略能听清所说一二，患者甚是着急。2010 年 3 月初找笔者诊治，时还见患者面色无华、气短，纳少，舌尖红，脉沉细。

辨证为肺脾两虚、金不得鸣。用蝉蜕 30g、僵蚕 10g、姜黄 10g、桔梗 6g、生黄芪 50g、知母 20g、升麻 6g、生地黄 30g、当归 20g、海浮石 50g、白英 20g、百合 30g、鸡内金 30g、地龙 15g、干姜 10g、壁虎 30g、党参 15g、炒白术 15g、红豆杉 6g，每日 1 剂，水煎服。

14 天后患者就诊时声音时大时小，犹如破晓之势，28 剂后音哑明显好转，家属述说已接近正常声音。

化疗不良反应篇

第一章　局部损伤诊治

恶性肿瘤患者接受化疗药物静脉注射，出现药物外渗并不少见，常可引起皮下或静脉的无菌性炎症、干性坏死、皮肤溃疡等。相对于现代医学处理方法而言，中药在治疗静脉炎和组织坏死方面有明显优势。

一、静脉炎

化疗药外漏引起的静脉炎，用溃疡油（李佩文教授方，因为效果很好，在此记录）外敷。溃疡油由紫草 60g、当归 60g、红花 60g、生黄芪 60g、生大黄 60g、白及 60g 组成，用清香油煎煮半小时，留油备用。涂在静脉炎处，每日可多次。该药物也可用在化疗药外漏引起红肿疼痛者。

二、局部无菌性溃疡

是化疗药外漏引起的，甚难收口，经久不愈，也可用前面的溃疡油，一般 1~2 天后疼痛明显缓解，数天后溃疡部位脱皮，继而长出新肉。

若创面感染分泌物多，久久不愈合者，在局部外敷的同时，口服炙黄芪 30g、金银花 30g、当归 12g、连翘 15g、赤芍 15g、皂角刺 15g，可促进排脓、伤口愈合。

三、典型病例

张某，女，43岁，北京人。

乳腺癌化疗后阿霉素外渗出现皮肤肿胀，疼痛难以入睡。

局部应用封闭治疗后立即应用溃疡油外敷，每日多次，2 天后疼痛减轻，5 天后表浅皮肤轻微脱皮、颜色加深，1 个月后红肿完全消失，除皮色略深外无其他异常。

第二章　发热诊治

发热是肿瘤科患者常见症状，许多发热很难处理，如处理不当可加速患者衰竭，促进死亡。

一、辨证用药

如舌边有津液，用小柴胡汤有效；自觉发热，动后尤甚，伴心悸，逍遥散有效；发热不高、腹胀、纳差，脉软无力，补中益气汤加青蒿有效；高热，脉有力，安宫牛黄丸有效。心下按之痛、心下支满，栀子豉汤有效。

二、经验治疗

（一）刺血拔罐
对大椎穴刺血拔罐。

（二）艾灸
对大椎、百会穴艾灸，每日 1 次，每次每穴 30 分钟。

（三）中药验方
顽固性高热，原因不明可用生石膏 30~60g、生山药 15g、麦冬 30g、花粉 30g、生地黄 20g、玄参 15g、沙参 15g、薄荷 10g、佩兰 15g、冬瓜仁 15g、大青叶 20~30g、板蓝根 20~30g，每日

1剂，水煎服。若高热仍不退，上方加羚羊角粉0.5g、水牛角粉10g，或加安脑丸、安宫牛黄丸。

三、典型病例

案1　化疗后白细胞低下发热验案

陈某，男，53岁，北京人。

小肠低分化腺癌术后复发，化疗后白细胞降至$1.4 \times 10^9/L$，患者无力、发热，体温在38.0℃~38.9℃，因无感染迹象不能用抗生素，只好采用中医办法。

予艾灸百会、大椎穴，先灸百会穴，后灸大椎穴，每穴30分钟。

灸治一次后热退，之后未见发热。患者自述在艾灸百会穴时头部觉凉，艾灸大椎穴时觉有热从颈部向下传至全身，甚是舒服。

案2　肠癌不明原因发热验案

李某，女，80岁，北京人。

直肠癌术后复发，化疗后1个月，不明原因发热，其主管医生未找出原因，应用多种抗生素无效，就诊时已发热1个月，高热，每天下午2时最高为40℃，患者无力、头晕、口苦，舌暗，脉略滑有力。

用生石膏、生山药、麦冬、花粉、生地黄、玄参、沙参、金银花、薄荷、佩兰、冬瓜仁、大青叶等药。

3剂热退。

第三章　食欲减退诊治

恶性肿瘤放化疗常引起不同程度的胃肠道反应，水、电解质紊乱，病人食欲减退，此尤以消化道肿瘤最为突出。

改善食欲现代医学主要用静脉高营养、醋酸甲地孕酮，疗效不够理想，笔者治疗食欲减退有以下点滴经验，供大家参考。

一、中药口服

中医认为营养不良为脾失健运、肝肾亏损所致，笔者常用金匮统元方：用熟地黄、山萸肉、茯苓、牡丹皮、山药、陈皮、半夏、附子、肉桂、干姜、竹茹、生赭石、黄连、吴茱萸等，每日1剂。可明显改善食欲。

如上方还无效，或者胃癌、食管癌非梗阻引起的不思进食，可用生赭石 60g、旋覆花 15g、水蛭 6g、蜈蚣 8 条、生牡蛎 60g、海浮石 30g、党参 20g、鸡内金 15g、生麦芽 15g、苏子 10g、竹茹 15g、白茅根 30g，每日 1 剂，水煎服。此方对脏腑虚损、痰涎壅盛夹肝气上泛者有效。

二、刺血拔罐

可对肝俞、胃俞、脾俞、大肠俞等穴位周围皮下结节刺血拔罐，3 天 1 次，一般 1 次见效。此对脏腑虚损、经脉不通者有效。刺血拔罐可明显疏通经络、振奋脏腑功能。

三、典型病例

案 1　肺癌患者厌食金匮统元方验案

汤某，男，85 岁，北京人。

患肺癌，因年龄大未行手术，仅口服中药治疗，1 年后病灶缩小为原来的 1/3，3 年后夏天食欲差，食量减少，开始未引起注意，继而每天食量不足 1 两，畏寒，舌暗红，脉细。

考虑脾肾俱虚，遂予熟地黄、山萸肉、茯苓、牡丹皮、山药、陈皮、半夏、附子、肉桂、干姜、竹茹、生赭石、黄连、吴茱萸、生姜、大枣。每日 1 剂，水煎服。

半剂药物食欲就明显改善，3 剂后食欲正常。

患者经过 4 年的调理，肺癌病灶完全消失。

案 2　食管癌患者不思进食验案

魏某，男，73 岁，北京人。

患食管癌，家属考虑患者身体虚，不敢手术，患者食欲差，无明显哽噎，痰涎多，用金匮统元方 14 剂后无任何改观。

考虑痰涎夹肝气上泛所致。遂改为生赭石、旋覆花、水蛭、蜈蚣、生牡蛎、海浮石、党参、鸡内金、生麦芽、紫苏子、竹茹、白茅根，每日 1 剂，水煎服。

7 剂后食欲改善，痰涎减少。

案 3　食管癌患者不思进食刺血拔罐验案

石某，男，62 岁，四川省什邡人。

食管癌术后、放化疗 6 个月后，患者逐渐食欲减少，复查胃镜未见异常，当地主管医生遍用各种方法无效。时值笔者在当地援建，用金匮统元方3剂无效。

考虑脏腑虚损较甚、经脉不通。短短几剂药很难恢复，遂应用刺血拔罐治疗。

用肺俞、肝俞、脾俞、胃俞、膈俞、肾俞等穴位刺血拔罐。

周五下午实施刺血，周日下午来电告知，已有食欲。该患者为反应较慢者，大多数患者往往刺血拔罐后3~4小时患者就有食欲，最快者半小时见效。

第四章 骨髓抑制诊治

绝大多数抗肿瘤药物及放疗均可引起程度不同的骨髓抑制，表现为白细胞、血小板及红细胞、血红蛋白减少，主要是白细胞尤其是粒细胞减少最为显著。目前应用最多的是粒细胞集落刺激因子 (G-CSF)，它本身不造血，只是促进粒细胞成熟尽快释放到外周血液中，多次应用后就会失去疗效；国外还有粒细胞巨噬细胞集落刺激因子 (GM-CSF)，它会促进骨髓增殖，但不促进粒细胞释放到外周血液中。

笔者从理论上认识到白细胞和卫阳有关，血小板和肝脾有关，红细胞和脾肾有关。正确认识了中西医对应的理论后，合理正确应用中药升白细胞效果快且持久，刺血拔罐升高血小板效果好且快，中药口服升血红蛋白也有较好疗效。

白细胞

（一）理论探讨

中医升白细胞首先要从理论上重新认识，故重新分析了白细胞减少特有的生理特点、临床症状和治疗规律，进而发现了其与中医"卫阳"理论的相关性。

1. 根据白细胞减少临床症状 如面白、乏力、易外感邪气，重度白细胞减少出现嗜睡，属中医"卫阳不固、阳气亏虚"范畴，而非单纯气虚或某一脏腑亏虚。

2. 白细胞的寿命　白细胞以粒细胞占多数，其生理特点是在循环中只停留 6~8 小时，而在机体中最多不超过 3~4 天，远比血小板 7~14 天和红细胞 120 天的细胞周期短，这与中医所言"阳易骤升，阴难速成"理论一致。

3. 白细胞日节律特点　每日凌晨较低，而 14 时左右较高。从中医角度，应用天人合一理论，《素问·生气通天论篇》云："阳气者，一日而主外，平旦人气生，日中而阳气隆，日西而阳气已虚，气门乃闭。"凌晨白细胞偏低恰为机体阳气不足之时，14 时左右较高恰为"日中而阳气隆"之时。

4. 白细胞的生理作用　为吞噬作用和免疫功能，从而实现防御和保护作用。而中医卫阳的主要作用即为抗御外邪，《素问》云："卫气者，所以温分肉，充皮肤，肥腠理，司开阖者也。卫气得复，则邪气乃索。"

5. 白细胞升高，临床多见于感染等疾病　治疗以抗生素抗感染为主，而中医多投以清热解毒之品，间接反证了白细胞降低，证属阳相对不足、卫阳虚弱。

根据以上五点，说明白细胞减少与中医"卫阳"理论密切相关，因此可寻求扶助卫阳的方法，以达提升白细胞的效果。

（二）治疗

1. 中药口服　可用鹿角胶 20g、阿胶 20g、红枣 10g、野菊花 15g，先将菊花煎水，将菊花水泡鹿角胶、阿胶、红枣，蒸半小时，服用，每日 1 次顿服。

2. 艾灸　艾灸气海、关元、足三里穴，每穴每次 30 分钟，一般 3 天后白细胞明显升高。

3. 药灸　附片、血竭、当归、干姜、肉桂、冰片、黄芪等份，研细末，取适量，敷脐，外用艾条灸治，每日 1 次，每次 1 小时，此方法也有很好疗效。

（三）典型病例

朱某，女，57 岁，北京人。

卵巢癌术后复发，经过 30 多次全身化疗后，白细胞为 $0.8 \times 10^9/L$，反复肺部感染，诸多中西药物无效，患者怕冷，要求住阳面病房，食欲差，爱感冒，舌暗红，脉细。

艾灸气海、关元、足三里穴，每次每穴 30 分钟，每天 1 次。

3 天后白细胞升至 $4.5 \times 10^9/L$，之后化疗未在出现过白细胞下降。目前已全身化疗 50 余次。

附：化疗后白细胞低出现急性阑尾炎治疗

在肿瘤化疗后，白细胞低下，久久不能升至正常，而此时又出现急性阑尾炎欲穿孔怎么办？手术无法实施，不妨试试痈验方酒煎红藤饮，邹云祥教授编校的《中医验方交流集》"红藤一两，黄酒两茶杯煎服。此方是三年前偶然得之，因乡人患盲肠炎……听说有此灵方，就照方三四服，结果得全生命而愈"，治疗肠痈或急或缓，均能药到病除，该方关键在酒煎，酒能行药势、通经络、行瘀滞、去脓肿，在此方与红藤相须为用，相得益彰，以建大功。如不善饮酒者，可少加黄酒一二匙，多服几剂，也能有效。红藤 30g、黄酒 250ml，浸泡半小时，加适量自来水，然后加热煮沸后三五分钟，倒出趁热饮用，只服头煎，不服二煎。每日 2 次，一般 3 次见效。此方源于何处，无法考证，在《景岳全书》"新方八阵·因阵"载"肠痈秘方"云"先用红藤一两许，以好酒两碗，煎一碗，午前一服醉卧之。午后用紫花地丁一两许，亦如前煎服，服后痛必渐止为效"。红藤治疗肠炎腹痛效果相当理想。

(一)血小板

现代医学升血小板药物为 IL-11、丙种球蛋白，起效慢且不理想。

笔者从血小板的功能分析，血小板有抗凝血作用，在中医理论中，脾能统血、肝能藏血，肝脏、脾脏的功能与血小板功能密切相关，故通过调脾肝来升高血小板。

刺血拔罐艾灸：脾俞、肝俞及其周围皮下结节刺血拔罐艾灸，3 日 1 次。每周血小板可升高 20×10^9/L 左右。该方法简单实用，较 IL-11 升血小板要快一些。

典型病例：

刘某，女，62岁，河北省石家庄人。

结肠癌术后 10 年，肝肺转移，大量腹水，晚期肿瘤不能放化疗，血小板进行性下降，反复输注血小板后疗效不佳，血小板为 32×10^9/L 时，双下肢皮下可见暗色少量出血点。

予脾俞、肝俞及其周围皮下结节刺血拔罐艾灸 1 次。

7 天后血小板升至 50×10^9/L。

(二)血红蛋白

血红蛋白功能是储运氧气，脾胃为气血生化之源，肾元为五脏六腑源动力，可见血红蛋白与脾肾密切相关。

口服金匮统元方，每日 1 剂。一般 10 天后血红蛋白在原基础上升高 2g 左右。

典型病例：

赵某，男，73岁，北京人。

为胃癌腹腔广泛转移，因幽门梗阻行胃、空肠吻合术，术后呕吐不止，持续胃肠减压。

予熟地黄、山萸肉、茯苓、牡丹皮、山药、陈皮、半夏、附子、肉桂、干姜、竹茹等药。每日 1 剂，水煎服。

2 天后拔出胃减压管，2 周后面色红润，查血红蛋白由原来的 7.8g/L 升至 11.2g/L。该方可明显升高血红蛋白。

第五章　恶心呕吐诊治

恶心呕吐是化疗最常见早期毒性反应，严重呕吐可致脱水、电解质失调、衰弱及体重减轻，可能导致患者拒绝接受有效治疗。目前现代医学止吐药物作用很强，但也有缺陷，有的患者反映应用西药止吐后胃内容物吐不出反而不适，而且不能解决食欲差、厌油腻、严重的头痛、便秘等不良反应。

中药有很好的止吐作用，它不仅可以止吐，而且基本保护食欲，治疗厌油腻，没有明显便秘、头痛等不良反应。中药止吐有口服、敷脐、针刺等方法。

一、针灸

（一）针刺

选足三里、内关、阴陵泉、公孙、太白等穴位，每日 1 次。注意阴陵泉这个穴位必不可少，它可缓急止吐。

（二）刺血拔罐

脾俞、胃俞、肝俞、大肠俞及其周围结节刺血拔罐，3 日 1 次。

二、中药

（一）汤剂

旋覆花 15g、生赭石 30g、清半夏 10g、干姜 10g、黄连 3g、炒黄芩 15g、党参 20g、枸杞子 15g、苏梗 10g、鸡内金 20g，每日 1 剂，水煎服。

顽固性呃逆：旋覆代赭汤加减：旋覆花 20g、生赭石、生龙牡各 50g、柿蒂 50g、党参 30g、姜半夏 20g、大枣 15g、生姜 15 片、赤芍 20g；久泡（1 小时）急煎（15 分钟）含漱频服，日 1 剂。

厌油腻：用干姜或生姜、姜丝糖。口中无味可嚼服乌梅制品。

（二）外用

土悦巴布贴（笔者的经验用方）外敷神阙、中脘穴有很好止吐作用。

三、典型病例

案 1　骨肉瘤化疗剧烈呕吐案

陈某，女，18 岁，唐山人。

患右股骨远端骨肉瘤，术前化疗，在北京某医院住院化疗过程中呕吐剧烈，滴水不进，每日抱盆于胸前，甚是恐惧化疗，化疗 1 周期下来体重下降 5kg。

给予土悦巴布贴后化疗再未出现呕吐。

案 2　乳腺癌顽固性呃逆案

李某，女，40 岁，辽宁人。

乳腺癌术后化疗多年后，无明显诱因出现顽固性呃逆，呃逆不断，影响进食，在当地就诊中西药治疗 1 年后无效，已不能上班，千里迢迢来找笔者求诊。

考虑患者为胃气虚、痰气上逆所致。予旋覆代赭汤加减配合背俞穴刺血拔罐。

1 周后明显缓解，呃逆轻微短暂，2 周后呃逆消失，1 年后随访患者未再出现呃逆。

第六章　腹泻、便秘诊治

消化道症状在化疗中非常常见，中医学对消化道症状改善效果相对现代医学而言有优势，且手段多样。

一、腹泻

（一）化疗引起的腹泻

可用甘草 40g、黄芩 10g、黄连 3g、干姜 10g、大枣 10g、党参 15g、茯苓 20g、白芍 15g、泽泻 20g、赤石脂 30g、禹余粮 15g，水煎服，每日 1 剂，此方还适应于久泻等；腹痛加白芍 60g、甘草 10g。

也可用乌梅丸加减：乌梅 60g、细辛 3g、干姜 15g、黄连 3g、当归 10g、附子 10g、川椒 10g、桂枝 15g、党参 15g、黄柏 10g、茯苓 20g、白芍 20g，每日 1 剂，水煎服。

还可用艾条灸治神阙穴，每日 1 次，每次 30 分钟。

又可用五倍子研细末，敷脐，每日 1 次，每次 24 小时。

（二）放疗引起的腹泻

可用煨葛根 30g（先煎）、黄芩 9g、桃仁 9g、牡丹皮 12g、赤芍 9g、陈皮 6g、生薏米 30g、马齿苋 30g、败酱草 30g，水煎服，每日 1 剂。放疗引起的腹胀马齿苋有较好的疗效。

可用云南白药敷脐，每日 1 次，每次 24 小时。

无论何种腹泻皆可用针刺足三里、上巨虚、下巨虚、阴陵泉、公孙、太白等穴，每日 1 次，每次 30 分钟。

二、便秘

（一）中药

分口服和外用，皆有较好疗效。

1. 口服 习惯性便秘可用生白术 60~100g、当归 20g、生地黄 15g、肉苁蓉 30g、马齿苋 50g、败酱草 30g、牡丹皮 10g、黄芩 10g、炒薏米 30g、葛根 20g 等。如大便干燥，加芦荟 2~5g，效果很好。

非肠梗阻引起的便秘，应用花粉 5g、番泻叶 10g，水煎服，常有捷效。

2. 外用 可用小茴香 20g、肉桂 10g、干姜 20g、生大黄 10g、川椒目 10g、吴茱萸 10g，水煎 2 次。去渣，留汁，浓缩成稠膏，每次取少许，敷脐，外置伤湿止痛膏，外用热水袋热敷，每日 1 次，每次至少 12 小时以上。

蜜煎导对大便干燥者效果好于开塞露、甘油灌肠剂，制法就是用蜂蜜 100g，放于平底砂锅中，小火煎煮，待水分散去后灭火，待温后搓成直径 1cm、长约 3cm 的柱状蜜煎导，每次可将蜜煎导置入肛内，每日可多次。

（二）针灸

1. 针刺 选支沟、足三里穴，用泻法，或左腹结皮下埋针，也可治疗便秘。

2. 艾灸 用艾灸神阙、腹结等穴治疗便秘也有良效。

3. 刺血拔罐 腰骶部位腧穴周围结节刺血拔罐对便秘有神效。

三、典型病例

案1　胰腺癌化疗后腹泻验案

邢某，男，62岁，北京人。

胰腺癌6个月，上腹部疼痛，每日腹泻2~3次，食欲差，消瘦，予吉西他滨化疗后，每日腹泻20余次，往往未进厕所则便泻裤中，脉弦细，苔黄厚，予甘草泻心汤、葛根芩连汤等药物无效。

给予乌梅丸加茯苓、赤石脂等药。

1剂腹泻明显减轻、疼痛缓解，食欲增减，3剂泻止。

案2　肠癌便秘验案

张某，男，67岁，北京人。

结肠癌术后2年，便秘数十年，结肠癌术后仍便秘，舌脉无异常。

予生白术60~100g、当归20g、生地黄15g、肉苁蓉30G、马齿苋50g、败酱草30g、牡丹皮10g、黄芩10g、炒薏米30g、葛根20g等药仍便秘，遂在原方中加番泻叶、花粉，1剂大便通畅，3剂后出现腹泻。

第七章　　肺毒性诊治

化疗或引起的肺毒性临床并不少见，现代医学强调预防，治疗方面明显不足。中医药在防治化疗药物引起肺脏毒性方面起了重要作用。

常用治法为益气养气养阴、清热润肺、活血化瘀。汤剂选用北沙参 12~15g、熟地黄 30g、当归 20g、百合 15~20g、川贝 9~12g、白芍 9~12g、前胡 9~12g、杏仁 6~9g、牡丹皮 9~12g、党参 6~9g、炒陈皮 6~9g、黄芩 6~9g、薏苡仁 15~30g。胸闷甚，加瓜蒌皮 12~15g、旋覆花（布包）9g；咳甚、气急加黛蛤散 6~9g(研末冲服)；如还无效加控涎丹（为甘遂、大戟、芫花组成）。

第八章　心脏毒性诊治

因"化疗伤心"者并不少见，现代医学针对不同情况对症处理。中医药在防治化疗心脏毒性方面发挥着重要作用。

一、中药口服

应用阿霉素时可口服选用生脉饮 1~2 支，每日 3 次；静脉滴注参麦注射液 60ml 或复方丹参注射液 20ml、生脉注射液 60ml。

中药汤剂以五参饮（党参 15g、太子参 15g、沙参 15g、丹参 15g、苦参 12g、五味子 10g、麦冬 15g、葛根 18g、川芎 10g）加瓜蒌皮 15g，以益气养阴、宽胸理气、活血为主。

出现心脏毒性时可静脉滴注复方丹参注射液 30ml；冠心苏合丸 1 丸，每日 3 次，可明显改善症状和体征。

二、针灸

可选内关、足三里等穴位针刺，用泻法。

也可用艾灸虚里穴，每日 1 次，每次 30 分钟。

还可用力按揉心俞、肺俞等穴，可迅速缓解不适症状。

对严重心血管疾病体质差的患者可予膀胱经大灸，7 天 1 次，对恢复体质、缓解心血管患者症状有很大帮助。

三、其他

用生物全息疗法按压心脏相关部位，对轻微心悸、胸痛能迅速改善症状。

四、典型病例

案1 化疗引起的房颤验案

杨某，女，69岁，北京人。

为左上肺肺腺癌患者，因患者有不稳定性心绞痛，经会诊可以化疗，经过 TP 方案化疗后心脏未出现不适症状，之后换培美曲塞化疗方案，化疗当日即出现房颤。

急予心俞强力按压，心前区疼痛症状迅速消失，心律渐平稳，心内科会诊经治疗后房颤复律。

之后每次化疗同时静脉点滴丹参注射液、参麦注射液，未再出现心脏疾患。

案2 帕米磷酸二钠引起的心动过速验案

梁某，女，75岁，北京人。

为乳腺癌骨转移患者，每次静脉滴注帕米磷酸二钠时，心悸（心率120~140次/分）、乏力、卧床2天后自行缓解，为此恐惧应用帕米磷酸二钠，因为帕米磷酸二钠药物偏凉（《黄金昶中医肿瘤辨治十讲》中西医合参悟道部分有论述），治当"寒者热之"。

在每次用帕米磷酸二钠前一天艾灸虚里穴，每天1次，每次30分钟。

患者后来告知，经艾灸后未再出现心悸乏力等症，而且双腿有力、非常精神。

第九章　肝胆毒性诊治

许多抗肿瘤药物在长期或大剂量应用时对肝功能有损害，现代医学防治肝损害的药物较多，而且静脉给药效果很好。

但中药治疗药物性肝损害也有一定疗效。

一、肝功能异常

可用中药败酱草 30g、附片 10g（先煎），水煎服，有较好疗效，对顽固性干咳也有很好疗效。在汤药基础上加用养肝血清热药物也有较好疗效，如当归、白芍、蒲公英、五味子（碎）等。

注意不用对肝损害的中药，如蜈蚣、黄药子等。

二、肝细胞性黄疸

可用《金匮要略》中治疗黑瘅疸的硝石矾石散，用枯矾、朴硝等份，研细末，每晚用米汤冲服 2g，疗效非凡。

三、典型病例

宋某，男，56岁，大连人。

　　为原发性肝癌合并门静脉癌栓患者，就诊时（2004年9月底）少量腹水，住北京某医院，请笔者会诊，先让学生通过药灸神阙穴，2天后腹水消失，经过中药治疗13天后门静脉癌栓消失，患者接受化学消融术（瘤体内无水酒精注射术）出现肝细胞性黄疸，两目皮肤黄染。

　　遂予口服硝石矾石散，每次2g，每天1次，晚饭后米汤冲服。

　　仅2天两目黄疸消退，光亮如初，神采奕奕。

第十章　肾脏毒性诊治

化疗引起的肾毒性虽不常见，一旦引起很难纠正，目前阿米福汀预防顺铂肾脏毒性有很好作用。在阿米福汀面世之前，中药在防治肾毒性发挥着重要作用，在笔者科室近 30 年化疗过程中从未出现 1 例由化疗引起的肾衰竭。

一、中药

预防口服：在使用顺氯氨铂前 1~3 天开始服通阳利水中药，可明显减少减轻顺氯氨铂的肾毒性。有通阳利水作用代表方为五苓散，药用茯苓 30g、炒白术 10g、泽泻 20g、桂枝 10g、猪苓 30g、萹蓄 20g，每日 1 剂，水煎服。

早期急性肾损害：可用保肾康，中药以补肾利浊为法，药用熟地黄 20g、砂仁 6g、山药 20g、山茱萸 15g、泽泻 20g、桑螵蛸 50g、土茯苓 30g、牡丹皮 12g、蝉蜕 10g、大黄 10g、半夏 12g、附子 10g、金银花 20g，水煎服；仍无效者加姜黄 10g、僵蚕 10g、川椒目 10g，每日 1 剂，水煎服。

二、灸法

对膀胱经进行大灸，7 天 1 次，虽不能根治，但可明显缓解尿毒症。

三、典型病例

李某，女，64岁，北京人。

为多发性骨髓瘤患者，多次化疗后患者肾功能出现明显异常，尿素氮18.26mmol/L、肌酐175μmol/L，因其丈夫患肺癌，家庭经济相对困难，不能应用自费药物阿米福汀。无特殊症状，舌暗红，脉滑。

用金匮肾气丸和升降散14天后，肾功能渐好转，2个月后肾功能恢复正常。

第十一章　中枢性及周围性神经毒性诊治

化疗药引起的中枢性及周围性神经毒性也较常见，中医学对部分症状有很好疗效。

一、手足麻木

化疗引起的手足麻木很常见，主要是由草酸铂引起的，其他还有紫杉醇、卡培他滨、长春瑞滨等。奥沙利铂引起的麻木，现代医学研究其原因主要为钙离子通道关闭失常所致，应用营养神经的药物效果不理想，用中药煎水外洗，效果满意。药物组成及用法：炙黄芪30g，桂枝10g，赤白芍各15g，当归20g，鸡血藤30g，红枣10g，茯苓15g，土鳖虫3g，豨莶草30g，每日1剂，水煎服。或加川乌、草乌各10g，水煎，洗脚多次，每日1剂。痒者加何首乌40g，防风30g。

如上方无效（多为紫杉醇、卡培他滨引起），可考虑是由湿热阻络引起，可试用地龙15g、苍耳子12g、防己12g、滑石15g、秦艽10g、丝瓜络10g、蚕砂12g、黄连3g、威灵仙30g、海风藤30g、苍术10g、薏米30g，每日1剂，水煎洗手足。

对于急性手足麻木，在十指（趾）肚刺血，尽量多挤出血液，一般1次见效。

典型病例：

案1 黄芪桂枝五物汤治疗手足麻木验案

彭某，女，50岁，重庆人。

为乳腺癌术后，行 TCF 方案化疗，化疗过程中手足麻木、足心痒，只能像兔子样跳跃性行走。

中医辨证为血虚生风阻络。用炙黄芪 30g，桂枝 10g，赤白芍各 15g，当归 12g，鸡血藤 30g，红枣 10g，茯苓 12g，土鳖虫 3g，豨莶草 30g、川乌 10g、草乌 10g、何首乌 40g、防风 30g，每日 1 剂，水煎外洗。

3 天后症状消失。

案2 刺血治疗手足麻木验案

郭某，女，31岁，河北省石家庄人。

为甲状腺癌肺转移患者，用 TP 方案加泰新生化疗，肺转移灶完全消失，但化疗过程中出现手足麻木。

中医辨证为血虚寒凝、瘀毒阻络。在手指、足趾的指（趾）尖放血，一次症状明显减轻，之后未再刺血，4 天后症状消失，即使化疗也未出现。

二、周围神经炎

表现指（趾）端对称性麻木，四肢感觉障碍，肌肉酸痛或无力。中医治宜活血通络，益气养血。

药用柴胡桂枝汤加减。柴胡 12g、黄芩 10g、法半夏 10g、桂枝 10g、白芍 10g、路路通 10g、黄芪 30g、当归 15g、桑枝 12g，水煎服，每日 1 剂。

若麻木较重，配服马钱子丸（制马钱子 30g、全蝎 3g、土鳖虫 3g、细辛 10g、朱砂 1g。前四味研极细末，蜜和为丸，外裹以

薄层朱砂，睡前用浓糖水送服 1 丸），疼痛较重者，上方加乳香
10g、没药 10g。

　　周围神经炎气血虚弱较明显，乏力，汗多，面色无华，倦怠，
懒言，舌淡红，苔薄，脉细者，可改服桑寄生 30g、杜仲 15g、鸡
血藤 30g、生黄芪 30g、全当归 20g、老鹳草 15g、海桐皮 15g、郁
金 10g、怀牛膝 30g、补骨脂 30g、乳香 10g、没药 10g、忍冬藤
15g，水煎服。

　　针刺丰隆、膈俞、膻中及局部穴位，用泻法，留针 30 分钟。

　　典型病例：

　　程某，女，57 岁，河北省唐山人。

　　为胃癌化疗后，同时患轻微类风湿关节炎，手指足趾麻木疼
痛，不能行走，已坐轮椅。舌淡红，脉细沉。

　　辨证为气血不足、痰凝络阻。予马钱子丸口服。

　　7 天后好转，2 个月后症状完全消失。

三、膀胱麻痹、排尿障碍者

　　腰骶椎部位皮下结节刺血拔罐对腰骶椎转移癌引起的排尿困
难有较好疗效；艾灸长强穴对膀胱麻痹、排尿障碍者有极好疗效。

　　典型病例：

案 1　刺血拔罐治疗排尿困难验案

　　潘某，女，38 岁，河南省鹤壁人。

　　为乳腺癌要 4、5 椎转移患者，MRI 显示肿物略压迫神经根出
现脊髓压迫症状，大小便困难，右半侧臀部疼痛，尾骨到足跟麻
木，辗转全国各地，遍请名医，病情不轻反重，丧失继续生活信
心。

让学生予腰阳关、关元俞穴位刺血拔罐艾灸 1 次。

当晚大小便通畅，臀部疼痛减轻，麻木好转，回家后自己继续刺血拔罐艾灸，半个月后右半侧臀部疼痛消失，只有尾骨麻木，没有酸痛感觉，1 个月后坐、卧、走都没问题，只留轻轻跺脚时，脚后跟及小腿有麻木的感觉。

案 2　艾灸长强穴治疗排尿困难验案

田某，男，65 岁，北京人。

膀胱癌术后，反复膀胱灌注，出现膀胱麻痹，小便失禁，需每日 24 小时用尿不湿。

用艾灸长强穴，每日 1 次，每次 30 分钟。

2 天后白天小便自知，能控制，夜晚仍小便失禁，继续艾灸 10 天后，小便失禁治愈，从此之后小便正常。

后 记

我把该书部分内容在写作过程中陆陆续续发在我的新浪博客上，引起许多中医、西医同仁的重视和共鸣，而且许多患者及家属也拿着网上打印的材料来找我看病。

他们经常说："之前我们也读了一些其他有关肿瘤的书，但常常失望，将两本书一对照，往往发现其他书内容多是东抄西抄。直到读了你的文章，应用你介绍的方药，才真正体会到中医的博大精深、中药的效如桴鼓。"同道们说："从你所写的材料看出你才是真正的中医，你的理论是对孙秉严老师消瘤理论的继承和延伸，我们最好建一个孙秉严老师学术研究会，你来牵头。"这些话有言过其词之嫌，但中医药能让患者受益、让西医信服莫过于疗效，疗效就是中医药改善患者生活质量的速度和程度、中医药抑瘤消瘤的有效率。不敢与西医 PK、不能解决疑难症状、不能治疗疑难肿瘤的医生何谈患者、同仁对你的信任。

我写得虽不算太慢，但因为诊疗事务太过繁忙，每一段文字都是认真记录的个人体会，别无他人代笔，自然成书时间较长，从准备到成书足足用了 5 年时间。

我深知许多肿瘤患者及同道是迫切需要好的中西医结合、中医治疗肿瘤著作的，这些年来市场上一直不缺少这方面的书籍，这也说明了人们有这方面的需求。我从事研究肿瘤后，也读了不少肿瘤方面的书，有专家写的，有患者写的，也有翻译和"编"出来的。这些书，有的让人受益匪浅，但绝大多数令人失望，更有一些东抄西搬编出来的东西，读了令人生气。每次站在书店里，看着那么多令人眼花缭乱、头晕目眩的肿瘤书籍，我总在心里暗暗感叹：一本实用的肿瘤书是何等重要！同道、患者确实需要一些好书来指导治疗，可要选到一本既科学实用通俗易懂，又具有操作性的好书是多么不容易啊！

作为肿瘤工作者，我深知什么样的书对大家是有用的。所以，当我经过很长时间的酝酿和准备，开始动手写这本书的时候，内心充满虔诚。我必须做到让购买者觉得这本书对他们有用，否则，不如不写。我并不是说我写的肿瘤书是最好的，但可以说是很实用的。

当然，我的点滴进步离不开我的恩师张代钊、李士懋、聂惠民、田淑霄、孔光一、王庆国、张贵印、许华等教授的栽培和指导，他们不仅授我以鱼，更授我以渔。在和他（她）学习交流过程中，我开阔了视野，掌握了学习方法与思维模式，为肿瘤诊疗打下了良好基础，故在肿瘤诊疗中能突破原有模式，提出自己观点，创立新疗法。

有人说我的用药有孙秉严老师的影子，主张消瘤。是的，孙秉严老师的书我反复读过三十多遍，我根据孙老师用药规律，结合自己体会，总结出"中医药抑瘤应重视以毒攻毒、温阳、活血、通利大小便"，有力地纠正了目前中医肿瘤界治疗肿瘤多用清热解毒，忌用以毒攻毒、温阳、活血的弊端，很多中医同行也开始用附片、干姜了，现在温阳治疗肿瘤报道越来越多了，这不能不说是好事。但是我读书不仅在有文字处寻找知识，而且善于在无文字处寻找答案，为何孙老师鲜有报到治疗乳腺癌、皮肤癌、鼻咽癌、前列腺癌等病例？因为这些肿瘤属火热者多，自然温阳不适用了。因此我把肿瘤分为阴阳两类，用药也分阴阳。此外，孙老的毒性药在目前未有医生医疗保险的市场下绝不敢用，而且许多肿瘤单纯以毒攻毒是很难起效的，需要攻补兼施，在此基础上我又提出肿瘤五脏六腑辨证经验。另外，我对许多肿瘤书都有所浏览，哪怕书中的点滴有益知识也会汲取消化，但是很多书中很难再找到这些有价值的东西了。此外，我对《内经》《伤寒杂病论》原著多次仔细研读，这两部经典需要结合临床细细品味，反复揣摩，往往不经意中发现枢机，我的著作中有许多是从经典悟出的治病道理，每每喜不胜收。建议临床医生加强经典学习研究。

《中华中医药学会肿瘤专业委员会》在主任委员周宜强教授、秘书长李忠教授带领下，该专业由小变大、由弱变强，他们极重视学术交流、学术研究，每年召开 4~6 次学术会议，每次都把我推到前台宣传中医治疗肿瘤体会。此对传播我的中医、中西医结合治疗肿瘤知识有极大推动作用。

感谢国医大师朱良春教授为本书题词，感谢恩师张代钊教授书写序言。还要感谢本书编辑刘观涛、魏杰老师，他们对全书的结构、文字做了全面处理，使该书的面貌让人感到清新、易读。同时也要感谢王国辰社长对该书出版的大力支持，使得该书能顺利而快速地面市。

最后要说明的是，我所写的资料并不全是目前最好的，民间中医有许多非常有价值的资料，因为多种原因或没有公开，或不愿公开，或没有被认识到。我将遍访民间有效资料并应用于临床，将自己所得通过新浪博客传输出去。我想这也是有利肿瘤治疗的好事，也是有助于中医肿瘤事业的好事。

　　我真诚地希望我的书籍能给大家带来信心与希望，给家庭带来快乐，这也是我写这本书的目的。

　　　　　　　　　　　　　　　　　　黄金昶

　　　　　　　　　　　　　　2012 年 6 月 2 日于北京住所